Kardiale Komplikationen in der Chirurgie

Prognose – Pathogenese – Prophylaxe

E. Vormittag

Springer-Verlag
Wien New York

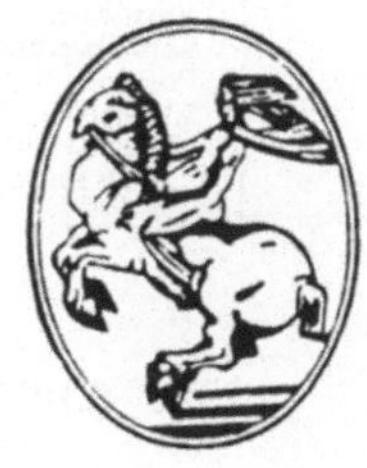

Dr. Erich Vormittag

Beratender Internist an der
I. Universitätsklinik für Unfallchirurgie
(Vorstand: Professor Dr. E. Trojan)
der I. Chirurgischen Universitätsklinik
(Vorstand: Professor Dr. A. Fritsch)
und der Universitätsklinik für Kieferchirurgie
(Vorstand: Professor Dr. S. Wunderer)
in Wien

Mit 20 Abbildungen

CIP-Kurztitelaufnahme der Deutschen Bibliothek

Vormittag, Erich:
Kardiale Komplikationen in der Chirurgie:
Prognose, Pathogenese, Prophylaxe / E. Vormittag. –
Wien, New York: Springer, 1979.
ISBN-13:978-3-211-81516-8   e-ISBN-13:978-3-7091-8541-4
DOI: 10.1007/978-3-7091-8541-4

ISBN-13:978-3-211-81516-8

Vorwort

Ziel dieses Buches ist es, auf die große epidemiologische Bedeutung des kardialen Risikos in der Chirurgie hinzuweisen, den kardial gefährdeten Patienten zu definieren, aufzuzeigen, daß die postoperative und posttraumatische Streßperiode typische, gesetzmäßige und vorhersehbare Auswirkungen auf das Herz ausübt, und über erste Erfahrungen mit medikamentös-prophylaktischen Maßnahmen zu berichten.

Der Inhalt beruht auf Untersuchungen, die seit dem Jahre 1971 an der I. Chirurgischen Universitätsklinik und der I. Universitätsklinik für Unfallchirurgie in Wien durchgeführt wurden. Wesentliche Ergebnisse werden hier erstmals veröffentlicht, wobei besonders die prophylaktische Wirkung der Betarezeptorenblockade auf kardiale Komplikationen in der postoperativen Streßperiode hervorzuheben ist.

Für die Unterstützung meiner Arbeiten danke ich Herrn Professor Dr. E. Trojan, dem Vorstand der I. Universitätsklinik für Unfallchirurgie, Herrn Professor Dr. A. Fritsch, dem Vorstand der I. Chirurgischen Universitätsklinik in Wien, und Herrn Professor Dr. O. Mayrhofer, Vorstand des Instituts für Anästhesiologie.

Herr Professor Dr. J. Navratil, Vorstand der II. Chirurgischen Universitätsklinik, und Herr Professor Dr. R. Gottlob, Leiter der Abteilung für experimentelle Chirurgie der I. Chirurgischen Universitätsklinik, haben die Durchführung meiner tierexperimentellen Untersuchungen ermöglicht, wobei ich von Herrn Professor Dr. W. Holczabek, Vorstand des Institutes für gerichtliche Medizin, Herrn Dr. G. Depastas und Herrn Dr. A. Keiler in entscheidender Weise unterstützt wurde.

Mein besonderer Dank gilt meinen engsten klinischen Mitarbeitern, Herrn Dozent Dr. F. Zekert und Herrn Dr. P. Kohn. Die Datenverarbeitung und statistische Auswertung der Untersuchungsergebnisse wurde durch Unterstützung von Herrn Professor Dr. G. Grabner, Vorstand des Institutes für Medizinische Computerwissenschaften, und die Mitarbeit von Herrn Dozent Dr. V. Scheiber, Herrn Dozent Dr. H. Grabner, Herrn Dr. W. Westphal und Frau Dr. L. Havelec ermöglicht.

Großen Dank schulde ich meinem Lehrer, Herrn Professor Dr. F. Kaindl, Vorstand der Kardiologischen Universitätsklinik, für die Beratung und Hilfe bei der Verfassung dieses Buches.

Wien, im Januar 1979   E. Vormittag

Inhaltsverzeichnis

Einleitung

Bedingt durch das steigende Durchschnittsalter der Bevölkerung und die absolute und relative Zunahme kardiovaskulärer Erkrankungen, ist in den letzten Jahrzehnten der Anteil kardialer Risikopatienten am chirurgischen und traumatologischen Krankengut stark gewachsen. Die Operationsletalität steigt ab dem 5. Lebensjahrzehnt proportional dem Alter. Dies ist durch die Zahl und den Schweregrad der chronischen Begleitkrankheiten bedingt. Durch den Einsatz der Antibiotika, der physikalischen Therapie und der Osteosynthese wurden postoperative Pneumonien erfolgreich bekämpft. Heute wird die postoperative Letalität am häufigsten durch *kardiale* Komplikationen verursacht.

Der kardiogene Schock, dessen Letalität noch sehr hoch ist, ist die Folge eines Myokardinfarktes, der myokardialen Insuffizienz oder einer Herzrhythmusstörung mit Pumpversagen.

Der pathogenetische Ablauf des postoperativen Herzversagens wurde bisher nicht genauer untersucht. Eine verläßliche Prognose des kardialen Risikos aufgrund präoperativ erhebbarer Befunde ist derzeit noch nicht möglich.

Eine zusammenfassende Darstellung der vorliegenden Einzelergebnisse fehlt.

Im eigenen Krankengut wurden die präoperativ nachweisbaren Risikofaktoren des postoperativen Myokardinfarkts und der postoperativen kardialen Dekompensation untersucht. Intra- und postoperative Ursachen, die diese Komplikationen auslösen, wurden definiert.

Histologisch wurde die Häufigkeit disseminierter Myokardnekrosen beim akuten postoperativen Herzversagen geprüft.

Postoperative Herzrhythmusstörungen wurden quantitativ untersucht und neue Ergebnisse bezüglich ihrer Pathogenese und ihrer klinischen Bedeutung gewonnen.

Die Resultate ermöglichen die präoperative Erkennung des kardialen Risikopatienten und die Erfassung prognostisch wichtiger perioperativer Risikofaktoren. Durch die Intensivierung der kardialen Überwachung aufgrund dieser Warnsignale ist ein wesentlicher Schritt zur Prävention oder zur wirksamen Therapie bei Frühdiagnose getan. In den USA wurde durch die Einführung der „coronary care units" an allgemeinchirurgischen Abteilungen die Letalität des postoperativen Myokardinfarkts von 70% im Jahre 1964 auf 54% im Jahre 1972 gesenkt. Die Häufigkeit des postoperativen Infarkts war im gleichen Zeitraum unverändert geblieben. Dies bedeutet, daß in der Prophylaxe kein vergleichbarer Fortschritt erzielt worden war.

Die eigenen Untersuchungen lieferten überzeugende Beweise dafür, daß die häufigste und wesentliche Ursache aller postoperativen kardialen Komplikationen die negative Sauerstoffbilanz ist, die aus dem Zusammentreffen von Blutverlust, Streßsyndrom und koronarer Herzkrankheit resultiert.

Beruhend auf dieser These, wurde das Konzept der sauerstoffsparenden Therapie auf den kardialen Risikopatienten in der Chirurgie übertragen und die prophylaktische Wirkung von Digitalisglykosiden, Nitraten und Betarezeptorenblockern auf postoperative Myokardinfarkte, postoperatives Herzversagen und Rhythmusstörungen geprüft.

Da die Anwendung der Betarezeptorenblockade in dieser Indikation neu war und die vorliegenden theoretischen und experimentellen Grundlagen für die bedenkenlose Anwendung während der oft durch Blutverlust komplizierten perioperativen Periode nicht ausreichend erschienen, wurde die Wirkung von Oxprenolol auf Nekrosenentstehung und Herzfunktion im Blutungsschock des Hundes geprüft. Dabei wurde nachgewiesen, daß mit einem Betablocker mit deutlicher sympathikomimetischer Eigenwirkung – im Gegensatz zu den Ergebnissen, die mit Propranolol von anderen Untersuchern gewonnen worden waren – ein kardioprotektiver Effekt ohne wesentliche Verminderung der Herzleistung erzielt werden kann.

In einer prospektiven klinischen Studie konnte der Nachweis erbracht werden, daß durch die prophylaktische Anwendung von Digitalisglykosiden und Nitraten die Häufigkeit der postoperativen Herzdekompensation und des Myokardinfarktes deutlich gesenkt wird. Darüber hinaus wurde bei definierten Risikopatienten die Häufigkeit beider Komplikationen, insbesondere des Myokardinfarktes sowie jene von bedrohlichen postoperativen Arrhythmien, durch die prophylaktische Betarezeptorenblockade noch weiter in signifikantem Ausmaß verringert. Unerwünschte negativ-chronotrope und negativ-inotrope Effekte wurden nur in geringem Ausmaß beobachtet. Die Anwendung von Betarezeptorenblockern mit sympathikomimetischer Eigenwirkung dürfte dazu beigetragen haben.

Mit der sauerstoffsparenden, kardioprotektiven Prophylaxe bei kardialen Risikopatienten während der postoperativen Streßperiode wird ein Konzept vorgelegt, dem wegen der Häufigkeit postoperativer kardialer Komplikationen große klinische Bedeutung zukommt und das in Anlehnung an die in rascher Entwicklung befindliche Infarktforschung weitere Entfaltungsmöglichkeiten annehmen läßt.

1. Der kardiale Risikopatient in der Chirurgie

1.1. Epidemiologie

Von den Krankheiten, die den kardialen Risikopatienten charakterisieren, nämlich der Herzinsuffizienz, der Hypertonie und der koronaren Herzkrankheit, kommt der letzteren die größte epidemiologische Bedeutung zu. Ihre Häufigkeit hat in den letzten Jahren stetig zugenommen. Besonders bei Männern werden immer jüngere Altersgruppen befallen.

In Österreich betrug die Mortalitätsrate an arteriosklerotischen und degenerativen Herzerkrankungen im Jahre 1967 165,7 von 100.000 Männern im Alter von 45–54 Jahren und war damit gegenüber 1955 um 45% angestiegen (Schwandt, 1975). In der BRD lebten 1971 etwa 600.000 Koronarkranke (Schettler, 1972). In den USA hat jeder fünfte gesunde Mann mit der Manifestation einer koronaren Herzkrankheit vor dem 60. Lebensjahr zu rechnen (Inter-Society Commission for Heart Disease Resources, 1970). 1968 wurden in der BRD 59.700 Todesfälle an „akutem Myokardinfarkt" gemeldet, 1970 waren es bereits 10% mehr, 1972 war ein weiterer Anstieg um etwa 10% zu verzeichnen (Leutner, 1974). In der Framingham-Studie (Margolis et al., 1973) traten Herzinfarkte bei 5,05% der Probanden, Herzinsuffizienz bei 2,7% auf (McKee et al., 1971). Beide Erkrankungen weisen eine hohe Letalität auf. Die Sterberaten betrugen 5 Jahre nach einem Infarkt bei Männern 15%, bei Frauen 38%, 5 Jahre nach einer manifesten Herzdekompensation 42% für Frauen und 62% für Männer. Für die koronare Herzkrankheit wurde die 5-Jahres-Letalität mit 15% bei einfachem Gefäßbefall, mit 39% bei Stenose von zwei und mit 56% bei Befall von drei Arterien angegeben (Webster et al., 1974).

Die absolute Zunahme der kardiovaskulären Erkrankungen in der Bevölkerung und deren steigendes Durchschnittsalter haben bewirkt, daß der Anteil kardialer Risikopatienten im chirurgischen Krankengut in den letzten Jahren stark angewachsen ist. Dazu kommt, daß das hohe Lebensalter an sich schon lange keine Kontraindikation mehr gegen elektive Eingriffe darstellt. Schon 1968 lag der Gipfel der Altersverteilung chirurgischer Patienten in der 7. Dekade, und die Hälfte dieser Fälle wies kardiovaskuläre Begleiterkrankungen auf (Powers, 1968). Entsprechende Verhältnisse ergab die Analyse von 32.216 Patienten, die in den Jahren 1965 bis 1976 an der I. Chirurgischen Universitätsklinik in Wien aufgenommen wurden. Die Relationen änderten sich während dieses Zeitraumes nicht wesentlich und waren für beide Geschlechter etwa gleich.

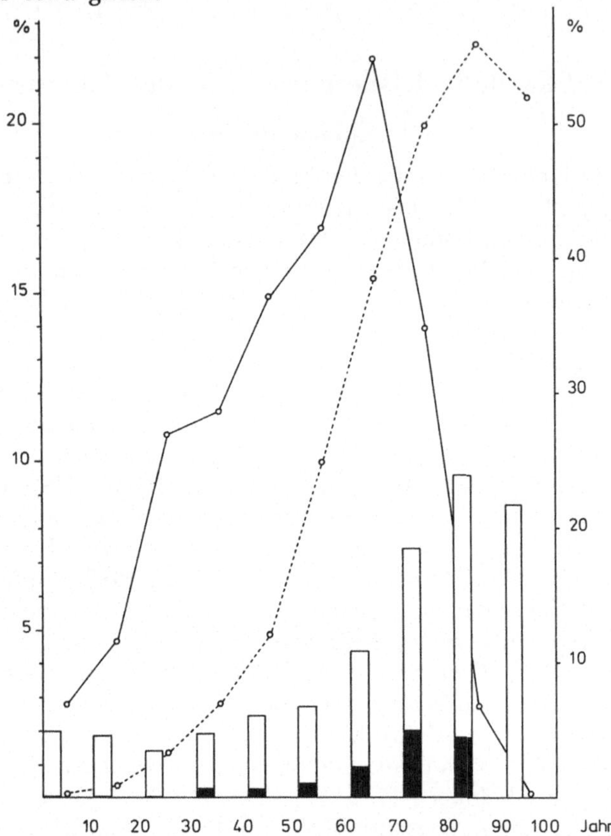

Abb. 1. Krankengut der I. Chirurgischen Universitätsklinik 1970–1975. 15.229 Patienten, 52% männlich; prozentuelle Häufigkeitsverteilung (Ordinate links) in Dezennien (Abszisse). Prozentueller Anteil der Patienten mit kardiovaskulären Begleitkrankheiten (3719) in den Altersgruppen (––––), der Gesamtletalität (leere Säulen) und der primär kardialen postoperativen Letalität (schwarze Säulen) – Ordinate rechts

Abb. 1 zeigt repräsentativ die Altersverteilung und den Anteil an Patienten mit kardiovaskulären Krankheiten bei 15.229 Fällen aus den Jahren 1970 bis 1975. Bei 3719 Patienten (24,27%) wurde mindestens eine der Diagnosen koronare Herzkrankheit, Myokardinfarkt, kardiale Dekompensation, Hypertonie, obliterierende Arteriopathie oder generelle Arteriosklerose dokumentiert. Die relative Häufigkeit zeigt einen signifikanten Anstieg ab dem 50. Lebensjahr.

1.2. Herzkrankheiten und Operationsletalität

Mit der Zunahme der Häufigkeit der kardiovaskulären Erkrankungen stieg ihre Bedeutung als Risikofaktor für die postoperative Letalität. Ein Überblick über die Operationsletalität im Jahre 1955 (Moyer und Key, 1956) ließ darauf schließen, daß diese zu 78% durch die Grundkrankheit, zu 17% durch chirurgische Kunstfehler und in 5% durch anästhesiologische Zwischenfälle bedingt war. Kardialen Vorerkrankungen maßen die Autoren keine wesentliche Bedeutung bei. 1956 fanden Dana und Ohler bei Patienten mit koronarer Herzkrankheit zwar eine höhere Komplikationsrate, das Letalitätsrisiko mit 7,4% jedoch nicht auffallend. Kardiale Todesursachen wurden nur bei 2,2% der Patienten festgestellt. 1961 gaben Wilder und Fishbein nur in 2 von 69 Todesfällen nach Operationen an über 80jährigen Patienten kardiale Ursachen an. In 14 zum Teil plötzlich letal verlaufenden Fällen wurde allerdings keine Diagnose gestellt. Eine genauere Analyse von Herzkranken, die 1953–1959 operiert wurden, führten Skinner und Pearce (1964) durch. Bei schwereren Eingriffen wurde die Letalität durch kardiovaskuläre Begleiterkrankungen signifikant auf 25% erhöht. Die schlechteste Prognose hatte das Cor pulmonale, die relativ beste rheumatische Herzkrankheiten. Todesursachen wurden nicht untersucht. Im gleichen Jahr wurden Ergebnisse bei über 1000 Patienten mit koronarer Herzkrankheit veröffentlicht (Arkins et al., 1964). Die Letalität war mit 22,3% doppelt so hoch wie bei Patienten ohne Koronarsklerose. Die häufigste Todesursache (45%) war das Herzversagen mit oder ohne frischen Myokardinfarkt. Pulmonale Komplikationen verursachten 30% der Letalität, chirurgische und alle anderen Komplikationen zusammen nur 25%, Lutz et al. (1972) werteten über 30.000 Narkoseprotokolle und den postoperativen Verlauf durch 4 Wochen bei einem nichtselektierten Krankengut aus. Das Durchschnittsalter betrug 38,8 Jahre. Die höchsten Patientenzahlen lagen in der 1., 5. und 7. Dekade. Bei dieser breiten Altersverteilung wurden in 9,3% kardiovaskuläre Begleiterkrankungen gefunden. Die Letalität in dieser Gruppe betrug 20%. Bei über 1000 Patienten, also 3,6% des Gesamtkollektivs, traten in unmittelbarem Zusammenhang mit der Operation Komplikationen auf, davon betrafen drei Viertel Herz und Kreislauf. Bei unkomplizierten Eingriffen betrug die 4-Wochen-Letalität 2,6%, bei Auftreten von einer Komplikation 17,9% und von mehreren Komplikationen 35,6%.

Im eigenen Krankengut wurde in den Jahren 1967 bis 1969 (Kohn und Kühn, 1971) eine Gesamtletalität von 327 Fällen registriert. 28% davon entfielen auf herzkranke Patienten, deren Letalität 2,3mal höher als die der Herzgesunden war. In 10,7% aller Todesfälle war das Herzversagen die primäre Todesursache. Im Jahre 1973 wurde bei mehr als

25% der postoperativ Verstorbenen autoptisch eine der Diagnosen „Myokardinfarkt", „Herzdilatation" und „Lungenstauung" gestellt (Vormittag, 1975).

Von den 15.229 Patienten, die im Zeitraum 1970–1975 operiert wurden, verstarben 1363 (8,95%) postoperativ, 268, also 19,7% von diesen, an einer kardialen Komplikation als Haupttodesursache. Kardiale Dekompensation wurde in 195, ein Myokardinfarkt in 51, Schock beziehungsweise Endokarditis in je 11 Fällen festgestellt.

Wie aus Abb. 1 hervorgeht, steigt die kardiale Letalität – proportional der Zunahme kardiovaskulärer Begleitkrankheiten – deutlich ab dem 60. Lebensjahr an. Von 23 über 90jährigen Patienten verstarben 5 postoperativ, ohne daß eine primär kardiale Todesursache nachweisbar war. Dieses Ergebnis, dessen Aussagekraft durch die geringe Fallzahl eingeschränkt wird, mindert jedoch nicht die Bedeutung einer eingeschränkten Herzleistung für den postoperativen Gesamtverlauf.

1.3. Alter und Operationsletalität

Das höhere Lebensalter erhöht die Letalität chirurgischer Eingriffe infolge der größeren Zahl von Begleitkrankheiten und wegen der im Alter verringerten und verlangsamten Abwehrreaktionen. Vor etwa 40 Jahren wurde das 50. Lebensjahr als begrenzend für die elektive Chirurgie angesehen (Clairmont und Brunner, 1936). Heute stellt das Alter an sich auch bei den meisten nicht dringlichen Eingriffen keine Kontraindikation mehr dar, da in der Regel der Nutzen der Operation den Nachteil der altersbedingten Erhöhung des Risikos überwiegt. 1964 ermittelten Arkins et al. durch eine Sammelstatistik von 13 Serien (1948–1963) eine durchschnittliche Letalität von 14,1% bei über 70jährigen. Stahlgren (1961) fand unter Berücksichtigung des höheren Anteils an Notoperationen keine rein altersbedingt erhöhte Operationsletalität. Die Gesamtletalität innerhalb von 30 Tagen nach Operationen an über 80jährigen Patienten betrug 1961 (Wilder und Fishbein) 33,3%. Die Mehrzahl der Begleitkrankheiten war kardiopulmonal, die häufigste Komplikation die Bronchopneumonie, die Hälfte der Letalität war auf respiratorische Insuffizienz zurückzuführen. 6 Monate postoperativ war die Letalität auf 42,2% angestiegen. Die Autoren betonten, daß ein wesentlicher Teil dieser Letalitätsraten auf die geringe Lebenserwartung der alten Patienten und nicht auf das Operationstrauma zurückzuführen sei.

Eine Studie an über 90jährigen ergab mehr als eine Dekade später (Denney und Denson, 1972) keine wesentliche Änderung – die Gesamtletalität innerhalb eines Monats betrug 29%, die häufigsten Begleiterkrankungen waren kardiovaskulär und pulmonal, die häufigste Todesursache war die Pneumonie. Fast ebenso häufig wie pulmonale –

und darin liegt ein wesentlicher Unterschied gegenüber der älteren Studie – wurden kardiovaskuläre Todesursachen gefunden. Eigene Untersuchungen (Kohn et al., 1973) an über 80jährigen Patienten ergaben deutliche Unterschiede zwischen der Letalität nach unfallchirurgischen – 20,7% – und nach allgemeinchirurgischen Eingriffen. Letztere bestanden zur Hälfte in großen intraabdominellen Operationen und verliefen in nur 11,8% postoperativ letal. Auffallend war der geringe Einfluß kardiovaskulärer Begleitkrankheiten, wobei es sich meist um koronare Herzkrankheit leichteren Grades handelte. Bei den unfallchirurgischen Patienten entsprach die Letalität aus kardialen Ursachen mit 36% den oben angeführten Untersuchungen. Wesentlich geringer als dort war die Häufigkeit der Pneumonien. Dadurch ist die deutlich geringere Letalität im eigenen Krankengut zu erklären.

Die Zunahme der kardialen Letalität im Alter ist nicht zu bezweifeln. Dies wurde in jüngster Zeit wieder bestätigt durch Goldman et al. (1977), die sie bei über 70jährigen mehr als zehnmal so hoch wie bei 40- bis 69jährigen fanden. Die genauere Analyse der Ursachen des postoperativen Herzversagens zeigte, daß in höherem Alter die kardiale Dekompensation eine stärkere Häufigkeitszunahme zeigt als der Myokardinfarkt (Vormittag, 1975). Dies könnte dadurch erklärt werden, daß Patienten mit schwerer stenosierender Koronarsklerose schon vor Erreichen des achten Lebensjahrzehnts versterben. Bei alten Patienten werden dagegen diffuse Myokardveränderungen und die myoka-diale Insuffizienz relativ häufiger.

1.4. Pathogenese des letalen postoperativen Verlaufs

Am Ende eines jeden letal verlaufenden Krankheitsprozesses steht der Zusammenbruch eines oder mehrerer der lebenswichtigen Organe, wovon postoperativ dem *Herzen,* den *Lungen* und den *Nieren* die größte Bedeutung zukommt.

Zerebrale Komplikationen in Form von Desorientiertheit und Agitation sind im Alter nach Unfällen häufig (Kohn et al., 1973). Sie zeigen aber nach eigenen Erfahrungen und nach Literaturergebnissen keinen auffallenden Zusammenhang mit allgemeinchirurgischen Eingriffen und beeinflussen die postoperative Letalität kaum (Vowles und Howard, 1958). Operationstrauma und Narkose, die auch primär die Funktion der lebenswichtigen Organe stören können, lösen potentiell Blutverluste, Infektionen und eine Streßreaktion aus. Diese auslösenden Ursachen führen zu den Primärkomplikationen *Hypoxie, Hyperkoagulabilität* und *Sepsis.* Die Komplikationen manifestieren sich auf Organebene durch Koronarinsuffizienz und Kardiodepression, durch Lungenembolie und Pneumonie und durch septisch-toxische oder ischämische Schädigung und Nekrotisierung der Tubulusepithelien der Nieren. Wie in Abb. 2 dargestellt, endet der Prozeß mit kardialer, respiratorischer oder renaler Insuffizienz. Durch eine Analyse von 68 Todesfällen nach allgemeinchirurgischen Eingriffen an Koronarkranken mit abgeheilten Myokardinfarkten (Vormittag et al., 1973) wurde versucht, Kausalzu-

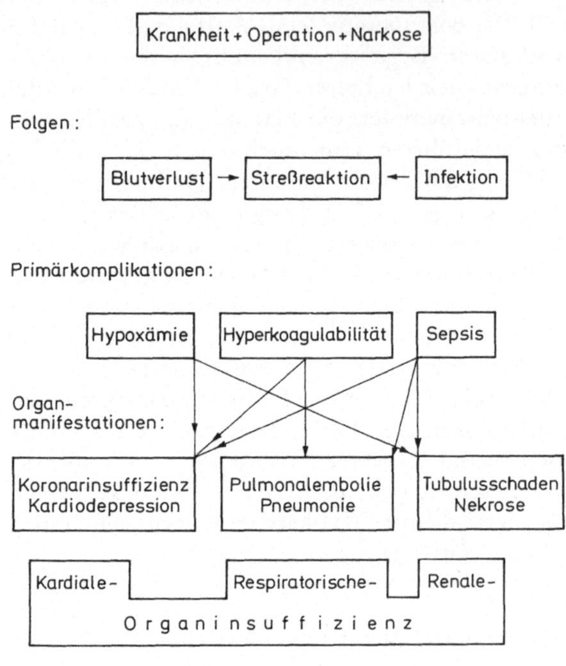

Abb. 2. Pathogenese des letalen postoperativen Verlaufs

sammenhänge zwischen Komplikationen und Organschädigungen darzustellen. Als Komplikation galten Hypoxämie (= Anämie $\leqq 3{,}5 \times 10^6$ Ery/mm³), Hyperkoagulabilität (venöse oder – nach gefäßchirurgischen Eingriffen – arterielle Thrombosen) und Sepsis.

Abb. 3 zeigt die absoluten Häufigkeiten und auf den Verbindungslinien das Zusammentreffen von je zwei Merkmalen. Die unterstrichenen Zahlen weisen auf eine überdurchschnittliche Affinität hin. Nach dieser Darstellung würde die Anämie alle drei Organe annähernd gleich, am wenigsten die Lungen schädigen. Die Hyperkoagulabilität zeigt eine besondere Affinität zu Lungenkomplikationen, die Sepsis – deren Häufigkeit allerdings gering war – eine größere zu Lungen- und Nieren- als zum Herzversagen. Differenziert man von den Fällen mit kardialer Insuffizienz jene mit einem Myokardinfarkt, so findet man zwischen diesen und der Anämie eine wesentlich engere Beziehung

(Vormittag et al., 1973). Genauere Informationen liefert auch die Gegenüberstellung der Organfolgen von isoliert bestehender Anämie beziehungsweise Hyperkoagulabilität in je 17 Fällen. Von den Patienten mit Anämie starben 10 aus kardialen Ursachen allein, 5 an Versagen von Herz und Nieren, einer mit renalem Versagen. Von den Patienten mit thromboembolischen Komplikationen starben nur 4 aus kardialen Ursachen allein und etwa die Hälfte an der pulmonalen Komplikation, kombiniert mit einem Herzversagen. Anhand eines größeren Zahlenmaterials konnte zwischen Sepsis und Herzinsuffizienz ein signifikanter

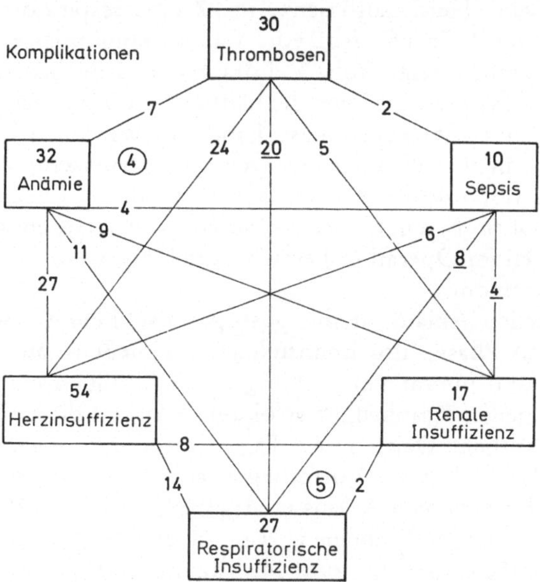

Abb. 3. Häufigkeit von Komplikationen und letalem Organversagen in 68 Fällen. Zahlen auf den Verbindungslinien: Gleichzeitiges Vorkommen. Unterstrichen: Überdurchschnittliche Häufigkeit. O: Fälle mit allen drei Komplikationen bzw. Organversagen

Zusammenhang nachgewiesen werden (Vormittag, 1975). Es muß betont werden, daß das gleiche Vorkommen zweier Merkmale nicht nur auf einen einfach gerichteten Kausalzusammenhang Komplikation–Organschaden zurückzuführen ist. So kann zum Beispiel die Sepsis bei Pneumonie sowohl Ursache als auch Folge sein. Die Zusammenhänge werden auch dadurch kompliziert, daß sich sowohl Primärkomplikationen wie auch die Organschädigungen gegenseitig beeinflussen. So besteht bei einer Anämie eine Schwäche der Infektabwehr mit Begünstigung der Sepsis, und das Zusammentreffen dieser Komplikationen ist überdurchschnittlich häufig (Vormittag et al., 1973). Während die Sepsis die Thromboseneigung und eine Verbrauchskoagulopathie begünstigen kann (Merskey, 1976), setzt eine Anämie bei normaler Kreislauffunktion und konstanten Begleitfaktoren die Thrombosegefahr herab. Die hier beschriebenen Fälle wiesen je 17mal Anämie oder Thrombose als Einzelkomplikation und nur 11mal deren Kombination auf. Auch zwischen den einzelnen Organfunktionsstörungen besteht eine gegenseitige Beeinflussung. Jede nichtletale Funktionsminderung, die nicht kompensiert wird, greift auf die anderen Organe über. Bei 49% der Todesfälle durch Herz-, Lungen- oder Niereninsuffizienz führte erst der Ausfall von mehr als einem Organ zum Exitus. In 54 Fällen lag eine Herzinsuffizienz, in 27 eine respiratorische und in 17 Fällen eine renale Insuffizienz vor. Wie oft kombinierte Organinsuffizienzen vorkamen, zeigt Abb. 3. Entsprechend der kardialen Vorerkrankung, war das Herzversagen die häufigste Todesursache. Da es sich um Patienten mit Infarktanamnese handelte, war die Häufigkeit der Reinfarkte, die in 24 Fällen das Herzversagen verursachten, nicht überraschend. Die respiratorische Insuffizienz war durch Pneumonien oder Pulmonalembolien bedingt. Nur 4 Patienten verstarben durch akute Komplikationen im Operationsbereich beziehungsweise an einem generalisierten Karzinom.

Im zeitlichen Ablauf ist die postoperative Letalität während der hyperkatabolen Phase, also unmittelbar anschließend an das Trauma, am höchsten und nimmt mit Abklingen der Streßperiode von Tag zu Tag ab. Im eigenen Krankengut erfolgten während dieser Periode, deren durchschnittliche Dauer mit 5 Tagen angenommen wurde (Moore, 1967), 56% der Todesfälle (Vormittag et al., 1973). Die Sterberate entsprach jener der Serie von Arkins et al. (1964), wo von 225 Todesfällen während der ersten 48 Stunden je Tag 28 eintraten, vom 3. bis zum 7. Tag täglich 15, vom 7. bis zum 14. Tag 6,5 und später im Mittel 1,6 pro Tag.

1.5. Prognose der postoperativen Letalität

Wesentlich für die Indikation einer Operation ist, daß die Letalität des Eingriffs geringer ist als die krankheitsbedingte Sterberate. Die Einschätzung des Pro und Kontra und die Beurteilung der Gesamtprognose im Einzelfall beruhen auch heute noch mehr auf der persönlichen Erfahrung des Operateurs als auf objektiven Zahlen. Einfach erfaßbar und am besten belegt ist die durchschnittliche Letalität des Eingriffs. Wesentlich komplexer ist das Risiko von seiten des Allgemeinorganismus, die Reaktion der einzelnen lebenwichtigen Organe auf operationsbedinge Noxen und die gegenseitige Beeinflussung von Komplikationen und Organschäden, woraus der Verlauf im Einzelfall resultiert. Die Bemühungen um eine quantitative Erfassung des Operationsrisikos begannen mit der Klassifizierung des Allgemeinzustandes in normal (1), mäßig gestört (2), schwer gestört (3), lebensbedrohlich (4) und moribund (5) unter Berücksichtigung der Notoperation nach Dripps et al. (1961), die auch heute noch häufig verwendet wird. Eine exaktere Beurteilung des Risikos, das von einzelnen Organen ausgeht, ist damit aber nicht möglich (Vacanti et al., 1970). Mit der Zunahme herzkranker Patienten in der Chirurgie versuchte man, in retrospektiven Untersuchungen kardiale Risikofaktoren zu identifizieren. Nach einem Überblick über die 1970 vorliegenden Ergebnisse fanden Goldstein und Keats den Nutzen für eine Risikoprognose im Einzelfall gering. Sie beklagten die Ungenauigkeit der Definition, die fehlende Übereinstimmung der Beurteilungskriterien und damit die mangelnde Vergleichbarkeit der verschiedenen Untersuchungen. Infolgedessen konnten nur offensichtlich gravierende Zustände, wie die unstabile Angina pectoris, frische Myokardinfarkte und die manifeste Herzdekompensation als sichere Risikofaktoren angenommen werden. Die Autoren einer multizentrischen Studie von Risikofaktoren in der Herzchirurgie (Kittle et al., 1969) kamen zum Schluß, der Risikofaktor mit der höchsten Letalität sei „die Einschätzung des Risikos durch den Arzt". Ebenso fanden Lutz et al. (1972) die Beurteilung des kardialen Risikos nicht ausreichend belegt. Erstmals versuchten Lewin et al. (1971) durch die Einführung von kardialen und pulmonalen Funktionsgrößen, die Prognose der Operationsletalität zu präzisieren. Der Vergleich mit den Ergebnissen nach der Prognose, entsprechend der bis dahin üblichen Klassifizierung des Allgemeinzustandes, zeigte eine wesentliche Verbesserung der prognostischen Genauigkeit. Die Bedeutung der Herz-Lungen-Funktion für den postoperativen Verlauf wurde dadurch unterstrichen. Ein wesentlicher Fortschritt scheint sich durch die Erfassung kardialer Risikofaktoren mittels der Multivarianzanalyse abzuzeichnen (Goldman et al., 1977). Diese Methode wurde auch zur Risikoprognose nach akutem Myokardinfarkt (Norris et al., 1969, 1970) und für die Koronarchirurgie (Loop et al., 1975) verwendet. Nach Ermittlung der Wertigkeit der signifikanten Risikofaktoren wurde ein Prognoseindex erstellt, der in Tab. 1 wiedergegeben ist. Die Schwierigkeit der Risikoprognose liegt in der Auswahl und Definition der präoperativen Beurteilungskriterien und in der Abgrenzung der Einzelkomplikationen im postoperativen Verlauf. Im Bemühen um eine klarere Analyse wurden daher die Beziehungen zwischen Risikofaktoren und Myokardinfarkt sowie kardialer Dekompensation nach allgemeinchirurgischen Eingriffen untersucht (Vormittag, 1975; Vormittag et al., 1975); darauf wird im folgenden Abschnitt näher eingegangen.

Als wesentlicher Mangel ist festzuhalten, daß bisher der Wert keines Prognoseverfahrens durch eine prospektive Studie unter Beweis gestellt worden ist.

Tabelle 1. *Prognoseindex kardialer Komplikationen (Goldman et al., 1977).*
Oben: Punktewert von Risikofaktoren. Unten: Prognostische Klassifizierung des
kardialen Risikos

1. Alter > 70	5
2. Herzinfarkt < 6 Monate	10
3. Vorhofton oder Einflußstauung	11
4. Aortenklappenstenose	3
5. Präoperativ kein Sinusrhythmus	7
6. $\geqq 5$ ventrikuläre Extrasystolen/min präoperativ oder anamnestisch	7
7. $PO_2 < 50$ oder $PCO_2 > 50$ mm Hg $K < 3,0$ oder $HCO_3 < 20$ mVal/l BUN > 50 oder Kreatinin > 3,0 mg% erhöhte GOT, Leberkrankheiten oder Bettlägerigkeit	3
8. Großer Eingriff	3
9. Notoperation	4

Risikogruppe	Punkte	Komplikationsfrei %	Kardiale Komplikationen %	Letal %
I	0– 5	99	0,7	0,2
II	6–12	93	5	2
III	13–25	86	11	2
IV	$\geqq 26$	22	22	56

1.6. Zusammenfassung und Schlußfolgerungen

Heute kommt auch in der elektiven Chirurgie ein sehr hoher Prozentsatz an kardiovaskulär kranken und alten Patienten zur Operation.

Dies hat dazu geführt, daß in den beiden letzten Jahrzehnten kardiale Zwischenfälle zu den häufigsten postoperativen Komplikationen geworden sind. Aus einer Analyse des letalen postoperativen Verlaufs bei Patienten mit koronarer Herzkrankheit geht hervor, daß die postoperative Letalität dieser Patienten überwiegend durch kardiale Komplikationen verursacht wird. Die erste Voraussetzung für die Verhütung und für die Früherkennung kardialer Komplikationen und damit für die Senkung der postoperativen kardialen Letalität ist die präoperative Erfassung des kardialen Risikopatienten. Die bisher zur Verfügung stehenden und in der Chirurgie angewandten Methoden weisen Mängel auf; zum Beispiel wurde die Aussagekraft der retrospektiv ermittelten Risikoindizes noch nicht durch prospektive Untersuchungen bestätigt. Ferner wurden die Risikofaktoren für die einzelnen lebensbedrohenden

Herzkomplikationen, nämlich Myokardinfarkt, Herzinsuffizienz und Rhythmusstörungen, nicht differenziert ermittelt. Auch die auslösenden Ursachen, die in der speziellen perioperativen Situation in typischer Weise auftreten, wurden bisher nicht definiert.

Über die Ergebnisse eigener Studien, die sich mit diesen Fragestellungen befaßten, wird im folgenden Kapitel berichtet.

2. Postoperative kardiale Komplikationen

2.1. Myokardinfarkt

2.1.1. Epidemiologie

Der postoperative Myokardinfarkt zeigte ebenso wie die kardiale Letalität, die ja wesentlich durch ihn bestimmt wird, eine deutliche Häufigkeitszunahme während der letzten Jahrzehnte. 1956 publizierten Lee und O'Neal die Ergebnisse von 1157 Autopsien von Patienten, die während der Jahre 1942 bis 1954 innerhalb eines Monats postoperativ verstorben waren. Sie fanden darunter nur 50 frische Myokardinfarkte, dies waren 4,3% der Todesfälle und 0,02% bezogen auf die Zahl der Operationen. Unter Annahme einer etwa 70%igen Infarktletalität ließe sich auf eine postoperative Infarkthäufigkeit von nur 0,03–0,04% in diesem Krankengut schließen. 1961 kontrollierten Driskoll et al. postoperativ elektrokardiographisch 496 nichtselektierte Patienten und fanden penetrierende Infarkte in 2 Fällen (0,4%). Bezogen auf die über 50jährigen Patienten der Serie, waren es 0,7%. Gleichzeitig wurden 10 nichtpenetrierende Infarkte, die klinisch stumm verliefen, nachgewiesen. Große Studien an über 60.000 Patienten ergaben am nichtselektierten chirurgischen Krankengut aller Altersstufen eine postoperative Infarktrate zwischen 0,2 und 0,3% (Tarhan und Moffitt, 1972; Topkins und Artusio, 1964). Im späteren Zeitraum von 1970–1975 wurden an unserer Klinik *letale* Infarkte nach 0,33% aller Operationen nachgewiesen (vgl. S. 6). Rund 80% der Infarkte treten bei Männern über 50 Jahren auf. Die Häufigkeit in dieser Risikogruppe wurde an insgesamt 21.696 Patienten mit 0,95–0,96% ermittelt (Knapp et al., 1962; Topkins und Artusio, 1964). Bei koronarer Herzkrankheit mit oder ohne Infarktnarbe wurden 1964 in 5% postoperativ penetrierende Infarkte gefunden (Arkins et al., 1964) und 1970 in 8,8% (Mauney et al.). Die Zahl der nichtpenetrierenden, doch elektrokardiographisch nachgewiesenen Infarkte war ebenso hoch.

2.1.2. Risikofaktoren

Da der postoperative Myokardinfarkt ein relativ seltenes Ereignis darstellt, war es schwierig, prognostisch verläßliche Risikofaktoren zu definieren. Ein eindeutig höheres Infarktrisiko besteht, wenn eine Operation innerhalb von 6 Monaten nach einem *frischen Myokardinfarkt* durchgeführt wird. Es wurde von Knapp et al. (1962) mit 100%, später von Topkins und Artusio (1964) mit 54,5% ermittelt. An der Mayo-Klinik fanden Tarhan und Moffitt (1972) in den Jahren 1967 und 1968 37% bei Operation innerhalb von 3, 16% zwischen 4 und 6 Monaten, später 5,6% Reinfarkte. An derselben Klinik betrug die Reinfarktrate in den Jahren 1974 und 1975 bei Operationen innerhalb von 3 Monaten 27%, nach 4–6 Monaten 11%, später 4–5% (Steen et al., 1978). Diese jüngst veröffentlichte Studie zeigt, daß die Häufigkeit des Reinfarktes während der letzten 10 Jahre trotz der Entwicklung kardialer Überwachungssysteme nicht wesentlich gesenkt werden konnte.

Bei längerem Abstand zwischen präoperativem Infarkt und Operation entspricht die Häufigkeit des Reinfarktes mit 4–6% jener bei *koronarer Herzkrankheit* im allgemeinen. Es erscheint wahrscheinlich, daß der präoperative Infarkt in dem Maß das Risiko eines postoperativen Reinfarkts anzeigt, in dem er Folge eines höheren Grades der koronaren Herzkrankheit ist.

Zwei weitere zum Teil der koronaren Herzkrankheit zuzuordnende Risikoindikatoren sind *Geschlecht* und *Alter*. Im gesamten chirurgischen Krankengut sind rund 80% der Patienten, die mit abgelaufenen Myokardinfarkten aufgenommen werden, Männer und 50 Jahre oder älter (Knapp et al., 1962; Tarhan und Moffitt, 1972; Topkins und Artusio, 1964). Im Krankengut der letzteren war zwischen den männlichen und weiblichen Infarktpatienten ein deutlicher Unterschied in der Häufigkeit der Reinfarkte: bei Männern 7,7% gegenüber 1,4% bei Frauen. Ob die Koronarkrankheit bei den Männern schwerer ausgeprägt war oder zusätzliche Faktoren, wie zum Beispiel intraoperative Blutverluste, dies bewirkten, geht aus den Angaben nicht hervor.

Eigene Untersuchungen (Vormittag et al., 1975) ergaben bei Infarktpatienten (davon etwa 70% Männer) keine Geschlechtsunterschiede in der Häufigkeitsverteilung der postoperativen Infarkte. Die Studie wurde an 214 Patienten mit Infarkten, die sich mehr als 3 Monate vor der Operation ereigneten, durchgeführt; das Durchschnittsalter der Patienten betrug 69 Jahre. 1965 bis 1972 wurden 334 Operationen durchgeführt, zu 45% gefäßrekonstruktive, zu 22% intraabdominelle und zu 10% unfallchirurgische Eingriffe in Allgemeinanästhesie. Es traten 25 penetrierende Reinfarkte, davon 18 während der ersten 5 postoperativen Tage auf. Diese einheitliche Gruppe mit Reinfarkten während der Streßperiode wurde statistisch analysiert, mit dem Ziel, innerhalb des Kollektivs der Koronarkranken anhand von klinischen Symptomen und Befunden das postoperative Infarktrisiko quantitativ zu bestimmen und die Patienten mit einem signifikant höheren Risiko zu erfassen.

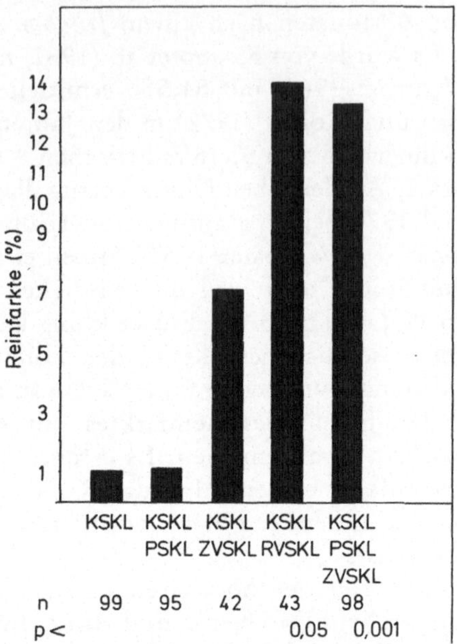

Abb. 4. Häufigkeit des postoperativen Reinfarktes
KSKL Koronarsklerose, *PSKL* periphere Arteriosklerose, *RVSKL* renovaskuläre Sklerose, *ZVSKL* zerebrovaskuläre Sklerose, *n* Operationen, *p* Irrtumswahrscheinlichkeit des Unterschiedes der Infarkthäufigkeit gegenüber allen übrigen Patienten

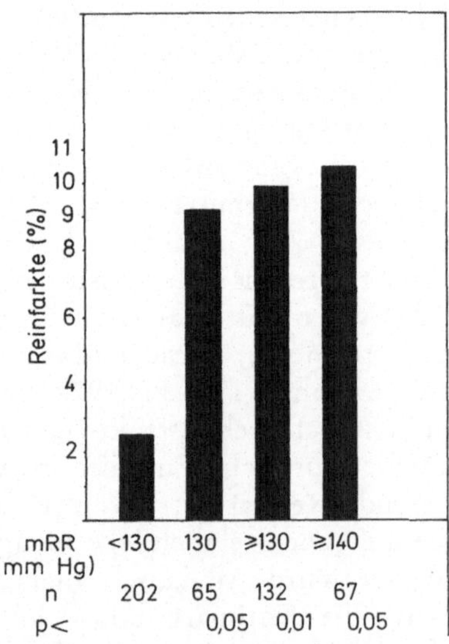

Abb. 5. Häufigkeit des postoperativen Reinfarktes bei Hypertonie
mRR systolischer + diastolischer Druck: 2, *n* Operationen, *p* Irrtumswahrscheinlichkeit des Unterschiedes gegenüber Patienten mit mRR < 130

Dabei ergab sich, daß die *generalisierte Arteriosklerose* mit zerebrovaskulärer, renovaskulärer und peripherer Manifestation neben der gleichzeitigen Koronarsklerose als Indiz für den Schweregrad der letzteren gewertet werden kann und das Risiko des postoperativen Myokardinfarkts signifikant erhöht (Abb. 4). Als von der Koronarsklerose unabhängiger und in seiner Bedeutung bis dahin nicht definierter Faktor erwies sich die *Hypertonie.* Blutdruckwerte von $\geq 160/ \geq 95$ mm Hg erhöhten das Infarktrisiko um mehr als das Dreifache (Abb. 5). Dieser Befund wurde am Krankengut der Mayo-Klinik bestä-

Tabelle 2. *Myokardinfarkte nach (n) Operationen an Patienten mit prä-, intra- oder postoperativen Risikomerkmalen. Häufigkeitszunahme gegenüber Patienten ohne das Merkmal (Faktor x). mRR = Systolischer + diastolischer Blutdruck: 2; * = p < 0,05 (Vormittag et al., 1975)*

Präoperative Risikofaktoren	n	Post- operative Myokard- infarkte (%)	Häufig- keits- zunahme x
Arteriosklerose koronar + renovaskulär	43	14,0	14*
Arteriosklerose koronar + peripher + zerebrovaskulär	98	13,3	13,3*
Arteriosklerose koronar + zerebrovaskulär	42	7,1	7,1
Rhythmus- und/oder Reizleitungsstörung	86	8,1	6,8
ST-Depression	117	7,6	6,4
Hypertonie mRR $\geq$ 140 mm Hg	67	10,5	4,2*
Hypertonie mRR $\geq$ 130 mm Hg	132	9,9	4,0*
Präoperative Herzdekompensation	12	16,7	3,9
Anamnestische Herzdekompensation	56	10,7	2,6
Sepsis/Infektion	48	10,4	2,3
Anämie $\leq$ 3,5 Mio Ery/cmm	60	8,3	1,8
Alter 65–74 a (gegenüber < 65)	117	6,8	1,6
Adipositas $\geq$ 20% > Broca	65	6,1	1,5
Alter $\geq$ 75 a (gegenüber < 65)	55	5,5	1,3
Arteriosklerose koronar + peripher	95	1,1	1,1
Diabetes	128	5,5	1,04
Intra- und postoperative Risikofaktoren			
Intraoperativer Blutdruckabfall $\geq$ 70 mm Hg systolisch	37	18,9	5,1*
Anämie $\leq$ 3,5 Mio Ery/cmm postoperativ	86	10,5	2,9*
Tachykardie $\geq$ 100/min postoperativ	152	7,9	2,4
Notoperation	79	8,8	2,1
Operationsdauer $\geq$ 4 h	74	8,1	1,8

tigt (Steen et al., 1978). Während die Koronarsklerose die Sauerstoffzufuhr zum Myokard beeinträchtigt, erhöht die Hypertonie die myokardiale Wandspannung, die sowohl den myokardialen Sauerstoffverbrauch als auch die Koronardurchblutung beeinflußt. Die übrigen an unserem Kollektiv untersuchten prä-, intra- und postoperativen Risikofaktoren gehen aus Tab. 2 hervor. Signifikante Bedeutung für das postoperative Infarktrisiko haben davon nur der *intraoperative Blutdruckabfall* – meist infolge von Blutverlusten – und die daraus resultierende *postoperative Anämie.*

Steen et al. (1978) fanden darüber hinaus eine direkte Beziehung zwischen *Narkosedauer* und Reinfarktrate. Diese betrug bei einstündigen Operationen 1,9%, bei über 6 Stunden Dauer 16,7%. Der Grund hiefür liegt vermutlich nicht in der Narkose an sich – die Anästhesiemethode war bedeutungslos –, sondern im intraoperativen Blutverlust und in der Schwere des chirurgischen Traumas. Deshalb war auch die Infarkthäufigkeit am höchsten nach *Gefäßoperationen* (16%), gefolgt von Eingriffen im *Thorax* (13%) und im oberen *Abdomen* (8%). Diese Zahlen stehen im Einklang mit unseren Ergebnissen, da die Operationen hier zu zwei Dritteln aus gefäßrekonstruktiven und großen abdominalen Eingriffen bestanden.

2.1.3. Pathogenese

Der letale Myokardinfarkt zeigt bezüglich der Häufigkeit von frischen koronaren Thrombosen, die in 30% nachweisbar sind, von hochgradigen oder vollständigen Koronarstenosen sowie hinsichtlich der vorbestehenden Anämie und Angina pectoris keine Unterschiede gegenüber anderen Infarkten (Lee und O'Neal, 1956). Somit erstreckt sich die allgemeingültige Charakterisierung von Ausgangssituation, Risikofaktoren und Pathogenese des Myokardinfarkts auch auf den chirurgischen Patienten.

Die Besonderheit des postoperativen Myokardinfarkts liegt in seiner Beziehung zu den typischen Operationsfolgen – *Katecholaminausschüttung* und *Hypoxämie* –, die mehr oder minder stark ausgeprägt nach jedem Eingriff nachzuweisen sind. Diese Einflüsse bestimmen zunächst den Zeitpunkt des Infarkteintritts. Die Häufigkeit geht der Intensität der Streßreaktion parallel: 65% der Infarkte erfolgen während der ersten 3 Tage, 77% während der 1. Woche nach der Operation (Vowles und Howard, 1958). Im eigenen Krankengut traten 78% während der ersten 5 postoperativen Tage auf (Vormittag et al., 1975). Während dieses ,,Postaggressionssyndroms" beherrscht der Nucleus ventromedialis des Hypothalamus die neurohumorale Regulation des Gesamtorganismus. Er wird durch die Reizung von Barorezeptoren, Osmorezeptoren, Chemorezeptoren und vom Kortex aus durch Angst und Schmerz aktiviert. Er steigert die Aktivität des sympathischen Nervensystems, die Sekretion der Nebennierenmarkhormone (Haugen und Brinck-Johnsen, 1966; Moore, 1967) und ihrer Synergisten. Aus dieser Hormonkonstellation resultiert der posttraumatische „Hyperkatabolismus" mit einer Freisetzung aller Energiereserven und Hemmung der Glukoseverwertung durch Zellen, die nicht ausschließlich darauf angewiesen sind, und durch nicht lebenswichtige Organe. Die Aufnahme von Glukose in die Herzmuskelzelle ist abhängig von Insulin und darüber hinaus von der koronararteriellen Konzentration (Bing, 1965). Während des Postaggressionssyndroms werden die vital essentiellen Organe zu maximaler Leistung stimuliert, um das Überleben des akut bedrohten Gesamtorganismus zu ermöglichen. Andere Organe, wie zum Beispiel der Darm, werden ruhiggestellt, ruhende Muskeln und inaktive Zellen katabolisiert. Nach einem mittleren bis schweren Trauma dauert dieser allgemeine Hyperkatabolismus 24–48 Stunden und geht dann in einen mehr lokalisierten Streßzustand über, der durch das sympathische Nervensystem reguliert wird. Die Sekretion des Nebennierenmarkes normalisiert sich während dieser Phase. In der zweiten Streßphase unterliegt das Herz am längsten und am intensivsten dem sympathischen Antrieb. Ebenso wie in der ersten Phase die Energiespeicher unökonomisch abgebaut werden und zum Teil als Glukose im Harn verlorengehen, wird in der zweiten Phase die Herzleistungsreserve meist unrationell, über die hämodynamischen Erfordernisse hinausgehend, beansprucht. Der Myokardinfarkt tritt dann ein, wenn für die durch den adrenergen Antrieb gesteigerte Herzleistung im Stromgebiet einer stenosierten Koronararterie keine ausreichende Sauerstoffmenge zugeführt wird. Außerdem könnte der durch Katecholamine ausgelösten Hyperkoagulabilität (Hardaway, 1969) und Thrombozytenaggregation (Haft und Fani, 1973) pathogenetische Bedeutung zukommen.

Die myokardiale *Hypoxie* kann operationsbedingt durch eine Anämie nach Blutverlusten oder durch Abfall des koronaren Perfusionsdrucks aus den verschiedensten Gründen verursacht sein. Der Zusammenhang zwischen hypotonen Zuständen während oder nach der Operation und Myokardinfarkten wurde wiederholt bewiesen. Lee und O'Neal (1956) fanden bei 62% der postoperativen Infarkte intraoperativ Blutdrucksenkungen um $\geq$ 50 mm Hg systolisch, wozu besonders Hypertoniker neigten. Vowles und Howard (1958) wiesen nach, daß nicht nur Blutdrucksenkungen infolge von Hämorrhagien, sondern auch solche bei Vasodilatation durch Spinalanästhesie und andere Ursachen infarktbegünstigend wirken. Mauney et al. (1970) fanden einen Anstieg der Häufigkeit postoperativer Myokardinfarkte auf das Vierfache, wenn der systolische Blutdruck während der Operation $\geq$ 10 Minuten lang um $\geqq$ 30% abgefallen war. Tarhan et al. (1972) fanden die meisten Infarkte am 3. postoperativen Tag. Sie vermuteten als Hauptursachen eine Hypoxie infolge respiratorischer Funktionseinschränkungen und die Thromboseneigung während der ersten 3 posttraumatischen Tage. Es erscheint wahrscheinlich, daß der pathogenetische Prozeß unmittelbar postoperativ einsetzte, aber erst etwa am 3. Tag klinisch nachweisbare Folgen zeitigte.

Überblickt man Risikofaktoren, Pathogenese und Morphologie des postoperativen Infarkts, so sprechen die angeführten Ergebnisse dafür, daß ätiologisch primär die Diskrepanz zwischen myokardialem Sauerstoffangebot und Sauerstoffverbrauch wirksam ist. Das Angebot wird vermindert durch stenosierende Koronarkrankheit, raschen Abfall des arteriellen Blutdrucks, Blutungsanämie und Hypoxämie infolge respiratorischer Funktionseinschränkung. Der Verbrauch wird gesteigert durch überschießende Katecholaminwirkung im Streßsyndrom und Hypertonie.

In etwa einem Drittel der letalen Infarkte sind frische Koronarthrombosen nachweisbar. Die Koagulabilität wird durch die meisten der oben angeführten Faktoren ebenfalls gefördert. Ein Teil der Thrombosen kann möglicherweise als Folge eines Infarkts aufzufassen sein. Insgesamt kommt der Thrombogenese in der Ätiologie des postoperativen Myokardinfarkts eine eher zweitrangige Bedeutung zu.

2.1.4. *Klinik und Verlauf*

Die Besonderheiten des postoperativen Myokardinfarkts ergeben sich aus der speziellen Situation. Die subjektive Symptomatik wird durch operationsbedingte Beschwerden überlagert und oft verdeckt. Klinisch stumme Infarkte sind daher häufig. Nur 2 von 12 durch systematische Elektrokardiogrammkontrollen erfaßte Infarkte verliefen klinisch typisch (Driscoll et al., 1961). 3 weitere wurden klinisch vermutet, 6 nur durch das Elektrokardiogramm und einer erst autoptisch erfaßt. Nur 11 von 28 Patienten mit postoperativem Reinfarkt gaben Stenokardien an (Steen et al., 1978). Als zusätzlich wertvolle klinische Infarktsymptome sind der Blutdruckabfall und Arrhythmien bei Frischoperierten hervorzuheben.

Umfangreiche autoptische Untersuchungen zeigten, daß 58% der letalen postoperativen Infarkte erst bei der Obduktion nachgewiesen werden. Dagegen war in 50% die Vermutungsdiagnose „Myokardinfarkt" nicht verifizierbar (Lee und O'Neal, 1956). In diesem Zusammenhang muß auch berücksichtigt werden, daß frische Infarkte makroskopisch nicht erfaßt werden, durch histochemische Methoden aber nachweisbar sind. Ein Beispiel dafür ist in Kapitel 2.2.4.3. beschrieben (Patient 1503, Abb. 7).

Die *Letalität* des postoperativen Myokardinfarktes ist allgemein sehr hoch. Dem Ergebnis einer älteren Studie (Topkins und Artusio, 1964), die einen deutlichen Unterschied zwischen postoperativen Erstinfarkten – letal in 26,5% – und Reinfarkten – letal in 70% – fand, wurde später widersprochen. Tarhan und Moffitt (1972) gaben für den Reinfarkt eine Letalität von 54%, für den Erstinfarkt von 56% und für den Erstinfarkt bei bekannter koronarer Herzkrankheit einen tödlichen Ausgang in 87% an. Im Jahre 1970 berichteten Mauney et al. über Reinfarkte mit der Letalität von 53%. Die Besserung der Prognose des Reinfarktes während der sechziger Jahre wurde als Erfolg der damals in den USA eingeführten coronary care units begrüßt (Siegel, 1976). Durch die neuesten Erfahrungen von Steen et al. (1978), die beim Reinfarkt eine Letalität von 69% ermittelten und auch fanden, daß die Intensivbehandlung keinen signifikanten Einfluß darauf hatte, wird diese Ansicht allerdings wieder in Frage gestellt.

In unserem Krankengut war die Letalität mit 92% besonders hoch. Es ist anzunehmen, daß bei dieser retrospektiven Untersuchung eine größere Anzahl von klinisch stummen, leichter verlaufenden Infarkten, die überlebt wurden, nicht erfaßt wurde.

2.2. Postoperative Herzinsuffizienz

2.2.1. Epidemiologie

Im Gegensatz zum Myokardinfarkt wurde die Häufigkeit des postoperativen Herzversagens bisher kaum untersucht; möglicherweise weil die Diagnose schwerer zu objektivieren ist, da ja am Kreislaufversagen neben kardialen auch vaskuläre Faktoren beteiligt sein können und zudem die Entscheidung, ob das Pumpversagen Hauptursache, Mitursache oder die letzte Folge einer pathologischen Entwicklung darstellt, nicht immer einfach ist. Einige zahlenmäßige Angaben liegen über das Vorkommen der *letalen* postoperativen kardialen Dekompensation bei *koronarer* Herzkrankheit vor: Arkins et al. (1964) stellten sie nach 7,5% von 1005 Operationen als Haupttodesursache neben Myokardinfarkten in 2,6% der Fälle fest. Bei Patienten mit abgeheilten Myokardinfarkten – also einem noch höheren koronaren Risiko – (Vormittag, 1975; Vormittag et al., 1975) führte das Herzversagen nach 10%, Myokardinfarkte nach 7% von 334 operativen Eingriffen zum Exitus. Insgesamt wurden in diesem Krankengut die kardiale Dekompensation nach 16,5% – bei einer Letalität von 60% –, Myokardinfarkte nach 7,5% der Eingriffe – letal in 92% – nachgewiesen.

Daraus läßt sich schließen, daß beim Koronarkranken – mit relativ höherem Infarktrisiko – das Herzversagen als postoperative Komplikation rund dreimal so häufig, als letale Komplikation etwa doppelt so häufig vorkommt wie der Myokardinfarkt. Im nichtselektierten, allgemeinchirurgischen Krankengut ist die epidemiologische Bedeutung des Herzversagens ohne Infarkt noch größer. Es war bei 15.229 Patienten, die 1970–1975 operiert wurden (vgl. Abb. 1), die primäre Todesursache nach 1,28 % der Operationen gegenüber Myokardinfarkten nach 0,33 % der Eingriffe, also viermal häufiger als letztere. Unter Annahme einer 60 %igen Letalität, die beim Koronarkranken gefunden wurde (Vormittag, 1975), ließe sich im allgemeinen Krankengut auf eine Häufigkeit der kardialen Dekompensation als Komplikation nach 2,5–3 % aller Operationen schließen.

2.2.2. Risikofaktoren

Die 55 Fälle mit postoperativer Herzinsuffizienz aus unserem Krankengut ereigneten sich in der unter 2.1.2. beschriebenen Patientengruppe, und zwar in 50 Fällen während der mit 5 Tagen angenommenen Streßperiode. Es handelte sich jeweils um eine akute Linksherzinsuffizienz mit Herzdilatation und/oder Lungenstauung.

Die Faktoren, deren prognostische Bedeutung für den postoperativen Myokardinfarkt getestet worden war, wurden auch auf die Signifikanz ihrer Beziehung zum Herzversagen ohne Infarkt untersucht. In Tab. 3 sind die untersuchten Risikofaktoren in der Reihenfolge ihrer Bedeutung für die postoperative Herzinsuffizienz verzeichnet. Die höchste Rate an postoperativem Herzversagen hatten Patienten mit präoperativer Infektion und septischen Temperatursteigerungen, die zweithöchste jene mit renovaskulärer Sklerose und Einschränkung der Nierenfunktion neben der Koronarsklerose. In den Gruppen mit der höchstgradigen Koronarsklerose (gleichzeitig periphere und zerebrovaskuläre Sklerose) und bei Hypertonie war der Prozentsatz der postoperativen Herzinsuffizienz dagegen geringer, während in diesen Gruppen die meisten Infarkte erfolgten. Wenn schon unmittelbar präoperativ eine Herzinsuffizienz bestand, wurde sie bei einem Drittel der Fälle durch den Eingriff verschlechtert. Wenn anamnestisch eine Ruhe- oder Belastungsinsuffizienz erhebbar war, kam es in einem Viertel der Fälle postoperativ zur Dekompensation. Über 75jährige erlitten doppelt so häufig eine Dekompensation wie Patienten unter 65 Jahren.

Ebenso wie beim Myokardinfarkt war die Häufigkeit der Dekompensation bei Patienten mit elektrokardiographischen Veränderungen zusätzlich zum Myokardinfarkt zwar deutlich, doch nicht signifikant höher. Einen geringen Einfluß zeigten die präoperativ bestehende Anämie und Lungenfunktionseinschränkung. Keinen Einfluß hatten Diabetes und Adipositas innerhalb der untersuchten Gruppe mit hohem Risiko. Aus Tab. 3 ist auch ersichtlich, welche intra- und postoperativen Faktoren eine Herzinsuffizienz begünstigten. Bei nichtelektiven

Tabelle 3. *Kardiale Dekompensation nach (n) Operationen an Patienten mit prä-, intra- oder postoperativen Risikomerkmalen. Häufigkeitszunahme gegenüber den Patienten ohne das Merkmal. mRR: siehe Tabelle 2.* * = p < 0,05
(Vormittag, 1975)

Präoperative Risikofaktoren	n	Post-operative Herzinsuffizienz (%)	Häufigkeitszunahme x
Infektion, Sepsis	48	39,6	3,7*
Renovaskuläre Sklerose mit Funktionseinschränkung	43	34,9	3,5*
Manifeste Herzinsuffizienz	12	33,2	3,4*
Belastungsinsuffizienz	66	31,8	3,2*
Zerebrovaskuläre Sklerose	42	26,2	2,6*
Manifeste- oder Belastungsinsuffizienz anamnestisch	117	24,0	2,4*
Alter ≧ 75 a (gegenüber < 65)	55	23,6	2,2*
Rhythmus- und/oder Reizleitungsstörung	86	19,8	2,1
Geschlecht: männlich	271	16,6	2,1
Hypertonie mRR ≧ 140 mm Hg	67	23,9	1,9*
Arteriosklerose koronar + peripher + zerebrovaskulär	98	19,4	1,9
ST-Depression	117	16,2	1,7
Alter 65–74 a (gegenüber < 65)	117	17,1	1,6
Anämie ≦ 3,5 Mio Ery/cmm	60	20,0	1,4
Respiratorische Insuffizienz	46	19,6	1,4
Hypertonie mRR ≧ 130 mm Hg	132	18,2	1,4
Arteriosklerose koronar + peripher	95	11,6	1,1
Hypertonie mRR = 130 mm Hg	65	12,3	0,95
Diabetes	128	12,5	0,8
Adipositas ≧ 20% > Broca	65	9,2	0,6
Nicht elektive Operation	79	30,4	3,3*
Postoperative Sepsis/Infektion	42	35,8	3,0*
Intraoperativer Blutdruckabfall ≧ 70 mm Hg systolisch	37	29,8	2,3*
Postoperative Anämie ≦ 3,5 Mio Ery/cmm	86	24,4	2,1*
Operationsdauer ≧ 4 h	74	23,0	1,8*

Eingriffen wurde keine ausreichende medikamentöse Vorbereitung gegeben. Zahlreiche Patienten dieser Gruppe wiesen präoperativ eine latente oder manifeste Herzinsuffizienz auf. Langdauernde Operationen zeigten eine signifikante Korrelation zur Häufigkeit der kardialen Dekompensation im Gegensatz zu jener des postoperativen Myokardinfarktes. Dagegen hatten intraoperative Blutdrucksenkungen höheren

Grades und die postoperative Anämie die gleiche Bedeutung für beide Komplikationen. Auch im postoperativen Verlauf war die Sepsis mit der Entwicklung einer Herzinsuffizienz signifikant häufig verknüpft.

2.2.3. Pathogenese

Es ist in diesem Rahmen nicht möglich, die auslösenden Ursachen und die Entstehungsmechanismen der Herzinsuffizienz ausführlich zu erörtern. Trotzdem sind einige Hinweise auf die wichtigsten Formen zum Verständnis nötig.

Die Kontraktilität der Myofibrillen hängt von der Bereitstellung und von der Verwertung der energiereichen Phosphate Adenosintriphosphat und Kreatinphosphat ab. Bei Hypoxie und bei Substratmangel werden die Energieträger nicht in ausreichender Menge gebildet (Fleckenstein et al., 1968). Diese sogenannte *„Mangelinsuffizienz"* ist bei Anämie, Hypoxie, Hyperthyreose und Thiaminmangel von Bedeutung (Olson und Barnhorst, 1974). Die chronische Stauungsinsuffizienz dagegen ist eine Form der *„Utilisationsinsuffizienz"*. Bei ausreichend vorhandenen Energieträgern ist hier die phasische intrazelluläre Kalziumionenverschiebung oder die Kalziumaufnahme in die Zelle (Fleckenstein, 1963; Katz, 1974) gestört, oder die kontraktilen Proteine sind selbst geschädigt (Barany, 1967; Hasselbach, 1961; Meerson, 1969).

Weitere Ursachen der Insuffizienz sind Veränderungen der Struktur des Herzmuskels. So führen die *Gefügedilatation* (Linzbach, 1967) und disseminierte Nekrosen und Schwielen bei der Herzhypertrophie (Büchner, 1971) zu einer Verschlechterung der Pumpfunktion. Ein umschriebener Verlust der Kontraktilität besteht im Schwielengewebe und im Versorgungsbereich von Koronararterien, deren Stenose die kritische Grenze von etwa 80% des Lumens (May et al., 1963) erreicht hat. Blutdruckabfall, Hypoxämie und die Erhöhung des myokardialen Sauerstoffbedarfs führen zu einer Mangelinsuffizienz, kardiodepressive Einflüsse wie Azidose, Barbiturate, Anästhetika zur Utilisationsinsuffizienz im betroffenen Areal.

Daraus resultieren die verschiedenen Formen der *Asynergie* (Herman et al., 1967). Der Ausfall von 20 bis 25% der Ventrikeloberfläche hat die Dekompensation, von $\geq$ 40% den kardiogenen Schock zur Folge (Page et al., 1971). Die epidemiologische Bedeutung der Asynergie entspricht der Häufigkeit der koronaren Herzkrankheit. Da auch Herzen von normaler Form und Größe betroffen sein können, ist das Risiko schwer vorauszubestimmen. Es ist anzunehmen, daß dieser Mechanismus auch in der postoperativen Periode beim Koronarkranken eine besonders häufige Ursache des Herzversagens darstellt.

Schließlich sind *Herzrhythmusstörungen* als Ursache einer verminderten kardialen Auswurfleistung anzuführen (Benchimol et al., 1965; siehe Kapitel 2.3.6.).

Die Analyse der Risikofaktoren der kardialen postoperativen Dekompensation im Hinblick auf ihre pathogenetische Bedeutung führt zu folgenden Schlüssen:

An der Spitze stehen pathologische Zustände, die sowohl eine kardiodepressive Wirkung als auch einen ungünstigen Einfluß auf die myokardiale Sauerstoffbilanz besitzen. Bei der *Sepsis* ist der periphere Widerstand durch vasodilatatorisch aktive Substanzen, die eine bessere Durchblutung des septischen Herdes bewirken, vermindert. Der daraus resultierende Blutdruckabfall führt reflektorisch zu einem Anstieg der Katecholaminsekretion. Beim septisch komplizierten postoperativen Verlauf wurden im Blut Konzentrationssteigerungen von Adrenalin und Noradrenalin auf das Zehnfache des Normalwertes gefunden (Groves et al., 1973). Die positiv inotrope Wirkung der Katecholamine hält den Blutdruck bei einem auf das Zwei- bis Dreifache gesteigerten Herzzeitvolumen im Normbereich (Albrecht und Clowes, 1964; Hermreck und Thal, 1969). Die Temperatursteigerung erhöht den Sauerstoffverbrauch des ganzen Organismus. Während in frühen Stadien des septischen Schocks die Herzleistung gesteigert sein kann, findet man bei längerer Dauer zunehmend die Zeichen der kardialen Insuffizienz (Siegel et al., 1967). Das Herz arbeitet mit einem erhöhten diastolischen Füllungsdruck bereits auf dem flachen Teil der Frank-Starlingschen Kurve, das heißt, es ist latent dekompensiert. Die Herzleistung ist wesentlich für den Ausgang des septischen Schocks. Wenn der Herzindex schon zu Beginn unter 2,5 l/min/m² liegt, ist mit einer Letalität von 75% zu rechnen (Thal, 1971). Am Herzversagen im septischen Schock können verschiedene Faktoren beteiligt sein. Es wäre vorstellbar, daß sich nach einer langdauernden gesteigerten Katecholaminsekretion die Speicher erschöpften und dann dem Herzen der adrenerge Antrieb fehlt. Es wäre ferner möglich, daß durch die protrahierte unökonomische Höchstleistung unter Katecholaminantrieb besonders bei mangelnder Sauerstoff- und Substratzufuhr eine Mangelinsuffizienz eintritt. Schließlich wird das Vorkommen von kardiodepressiven Peptiden im septischen Schock diskutiert (Lefer, 1970; Thal et al., 1971). Eine sichere kardiodepressive Wirkung hat die metabolische Azidose, die bei jedem Schockzustand infolge der peripheren Minderperfusion und Gewebshypoxie entsteht (Lorkovic, 1966; siehe Abb. 9). Die eigenen Ergebnisse sprechen für überwiegend kardiodepressive Auswirkungen der Sepsis – auch ohne Schock – neben der Verschlechterung der Sauerstoffbilanz. Denn die Sepsis führt signifikant häufiger zu postoperativer Herzinsuffizienz als zum Myokardinfarkt.

Prognostisch ungünstig ist auch die renovaskuläre Sklerose mit *renaler* Funktionseinschränkung. Die generelle Gefäßerkrankung ist als Indikator für eine fortgeschrittene Koronarsklerose zu werten. Die verminderte Nierenfunktion kann durch die Retention von Schlackenstoffen und durch den Ausfall der Regulierung des Säuren-Basen- und Elektrolythaushalts zur Beeinträchtigung der Herzfunktion führen. Die übrigen signifikanten Risikofaktoren sind teils Indikatoren einer schon präoperativ bestehenden Utilisationsinsuffizienz, wie das manifest, latent oder anamnestisch dekompensierte Herz und das hohe Alter, teils indirekte Anzeiger einer Koronarsklerose, teils Ursachen eines gesteigerten Sauerstoffbedarfs, wie die Hypertonie.

Häufig wird die postoperative Herzinsuffizienz durch die negativ inotrope Wirkung der Narkotika bei langdauernden Eingriffen ausgelöst, besonders dann, wenn bei Notoperationen keine prophylaktische Digitalisierung durchgeführt werden konnte.

Eine wichtige Rolle als Auslöser der postoperativen Herzinsuffizienz spielen jedoch – wie beim Myokardinfarkt – intraoperative Blutverluste mit plötzlichem Druckabfall und postoperativer Anämie. Dies und die Tatsache, daß 90% der Fälle während der frühpostoperativen Streßperiode eintraten, unterstreicht die Bedeutung der *hypoxischen* Komponente in der Pathogenese des postoperativen Herzversagens.

2.2.4. *Disseminierte Myokardnekrosen bei postoperativer Herzinsuffizienz*

2.2.4.1. Problemstellung

Nachdem die Analyse der Risikofaktoren und der auslösenden Situation überzeugende Hinweise auf eine dominierende Rolle der Hypoxie bei der Pathogenese des Herzversagens in der postoperativen Streßperiode erbracht hatten, erschien es interessant, abzuklären, wie häufig und unter welchen Bedingungen sich die hypoxische Schädigung über die Funktionsstörung hinaus auch morphologisch manifestiert. Die Strukturveränderungen bei Hypoxidose sind lichtmikroskopisch erst 12–24 Stunden nach Einsetzen der Noxe, elektronenoptisch zu einem wesentlich früheren Zeitpunkt nachweisbar (Poche, 1970). Auch histochemisch zeigt die geschädigte Zelle schon nach wenigen Stunden bei noch erhaltener Grobstruktur nachweisbare Veränderungen (Cox et al., 1968; Martin und Hackel, 1963). Deshalb wurde eine histochemische Methode angewandt, die Weinsteinsäure-Kresylechtviolett-Einschlußfärbung (Feyrter, 1946), die relativ einfach disseminierte nekrotische und pränekrotische myokardiale Veränderungen erkennen läßt (Holczabek, 1970).

2.2.4.2. Patienten und Methoden

Untersucht wurden 10 Männer und 5 Frauen, die während der postoperativen Periode mit akutem Herzversagen verstarben. Die Obduktion, die innerhalb von 24 Stunden nach Eintritt des Todes erfolgte, zeigte in keinem Fall makroskopisch ischämische oder nekrotische Herzmuskelveränderungen. Soweit auslösende Ursachen des Herzversagens für diese Fälle faßbar waren, sind sie in Tab. 4 neben den Risikofaktoren Anämie, Sepsis, koronare und hypertrophe Herzkrankheit angeführt. Die koronare Herzkrankheit wurde mit Infarkten, Schwielen oder Myocardiopathia fibrosa bei stenosierender Koronarsklerose definiert, die Hypertrophie mit erhöhtem Herzgewicht (> 400 g) und verdickter linker Ventrikelwand (>15 mm).

Tabelle 4. *Disseminierte subendokardiale Nekrosen (Grad 1–6) bei Patienten mit postoperativem Herzversagen ohne Dilatation des Herzens (A) mit Lungenstauung oder Rechtsherzdilatation (B) und allgemeiner Dilatation des Herzens (C). f = weiblich; m = männlich; VW = Vorderwand; HW = Hinterwand; P = hinterer Papillarmuskel; H.S. = Hämorrhagischer Schock; A = Anämie $\leqq 3 . 10^6$ Ery/mm^3; KHK = Koronare Herzkrankheit; LHT = Linkshypertrophie; S = Sepsis*

Patient Geschlecht Alter	KHK	LHT	A	S	Auslösende Ursachen	Disseminierte Nekrosen		
						VW	HW	P
A.								
P.K. m. 76 2602/75				x	Peritonitis			
R.H. m. 78 1574/75		x	x		H.S.			
P.J. m. 64 660/77	x	x	x		H.S.			
B.								
R.Th. f. 74 2869/77	x	x						
N.H. f. 71 0001/77			x	x	Pneumonie			1
A.M. f. 53 213/77			x		Karzinom Thromboembolie			1
K.E. m. 49 1570/77	x	x	x		H.S.			1

(Fortsetzung der Tabelle auf Seite 28)

Tabelle 4 *(Fortsetzung von Seite 27)*

Patient Geschlecht Alter	KHK	LHT	A	S	Auslösende Ursachen	Disseminierte Nekrosen		
						VW	HW	P
C.								
V. R. m. 68 1919/75				x	Aspiration Erstickung			
St. M. f. 61 2729/77	x	x		x	Leberkoma			
K. J. m. 71 2249/77				x	Aspiration Pneumonie			
P. G. m. 37 3343/77		x					1	1
M. J. m. 73 960/75		x		x	Peritonitis Renale Insuffizienz	1	1	1
K. F. m. 76 1679/77	x	x				1	2	
F. L. m. 71 1503	x	x		x	Kammerflimmern	6		
G. M. f. 33 3000/77		x	x	x	Peritonitis Endomyokarditis		6	1

Gewebsproben wurden linksventrikulär aus der Vorderwand und der Hinterwand unter Einschluß des hinteren Papillarmuskels entnommen und in zehnprozentige neutrale Formaldehydlösung eingelegt. Je ein Gefrierschnitt erfolgte in paralleler Ebene nahe dem Endokard. Das Präparat wurde auf einem Objektträger mit Weinsteinsäure-Kresylechtviolett-Lösung überschichtet und abgedeckt. Die überschüssige Lösung wurde abgesaugt und das Deckglas abgedichtet. Die histochemische Reaktion benötigt 24 Stunden. Ab diesem Zeitpunkt können die Veränderungen etwa einen Monat lang beurteilt werden. Infolge des Gehaltes an Phosphatiden werden normale Herzmuskelfasern blauviolett bis rotviolett gefärbt. Verlust an Phosphatiden führt zu einer blaßblauen bis himmelblauen Färbung. Völlig nekrotische Fasern sind blaß bis graugelb dargestellt. Die Methode läßt hypoxische Zellschädigungen erkennen, bevor morphologische Veränderungen erfolgt sind und von der zyanochromen, myelinischen Entmischung, einer autolytischen Veränderung des Herzmuskels, abgrenzen (Holczabek, 1970).

In der vorliegenden Untersuchung wurden nur eindeutige morphologische Veränderungen bewertet. Das Endstatium der disseminierten

Nekrosen ist die *Myozytolyse* (Schlesinger und Reiner, 1955) mit scholligem Zerfall der Myofibrillen, länger erhaltenen Kernen und schließlich leeren Sarkolemmschläuchen. Bei der *kolliquativen* Myozytolyse, wie zum Beispiel bei der alkoholischen Myokardiopathie, entwickelt sich dieses Stadium aus einem intrazellulären Ödem mit Vakuolisierung. Bei der *koagulativen* Myozytolyse (Baroldi, 1975) dagegen findet man im Frühstadium Kontrakturen von Segmenten der Muskelfaser, deren Enden kolbig aufgetrieben werden. Die tetanischen Segmente erscheinen als farbintensivere Querbänder. In der Nähe der Disci intercalares wurde diese Veränderung als „zonal lesion" beschrieben (Martin und Hackel, 1963). Die angrenzenden Fasersegmente werden überdehnt, ihre Myofibrillen zerfallen und werden von Makrophagen abtransportiert.

Die Häufigkeit der Veränderungen im Präparat wurde von histologischen Untersuchern[*] vor Bekanntgabe klinischer Daten nach Graden (1–6) geschätzt.

Die Beziehungen zwischen der Ausdehnung der Nekrosen und dem Grad der Herzdilatation sowie 4 Risikofaktoren, nämlich der koronaren Herzkrankheit, der Herzhypertrophie, der Anämie und der Sepsis, wurden geprüft.

2.2.4.3. Ergebnisse

In Tab. 4 sind die 15 Patienten mit klinischen Angaben und histologischen Befunden angeführt. Die Unterteilung erfolgte nach dem Grad der kardialen Dekompensation, gemessen an Dilatation und Lungenstauung. Disseminierte Nekrosen, und zwar *koagulative* Myozytolysen, wurden in 8 Fällen gefunden. Eine topographische Prädilektion innerhalb der untersuchten Herzabschnitte war nicht nachweisbar. Wie aus Abb. 6.1. hervorgeht, ist die Ausdehnung subendokardialer Nekrosen dem Grad der Herzdilatation proportional. Von den 4 untersuchten Risikofaktoren, die eine Hypoxidose begünstigen können, nämlich Hypertrophie, koronare Herzkrankheit, Anämie und Sepsis, zeigte die Hypertrophie die eindeutigste Beziehung zur Entstehung koagulativer Myozytolysen (Abb. 6.2.), während die anderen Faktoren einander aufwogen. Das Zusammenwirken mehrerer Faktoren zeigte eine deutliche Beziehung zur Nekrosendichte (Abb. 6.3.).

Bei F. L. 1503 bestanden schon präoperativ eine Schwiele in der Vorderwand und eine Hypertonie. Unmittelbar nach einem sechsstündigen gefäßchirurgischen Eingriff im Bereich der Aorta mit intraoperativem Blutungsschock traten im Elektrokardiogramm im Bereich der

---

[*] Professor Dr. W. Holczabek und Dr. G. Depastas, Institut für gerichtliche Medizin, Wien.

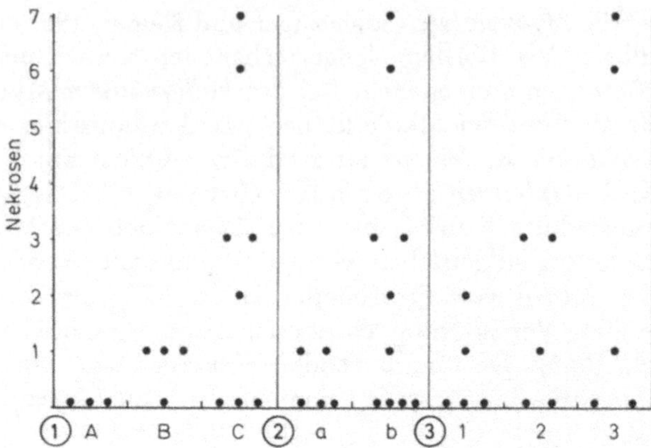

Abb. 6. Disseminierte Myokardnekrosen bei postoperativem letalen Herzversagen. Ordinate: Summe der geschätzten Häufigkeitsgrade in VW, HW und P (vgl. Tab. 4) Abszisse: 1. *A, B, C:* Grade der Herzdilatation (s. Tab. 4); 2. *a:* keine, *b:* Linksherz-hypertrophie; 3. 1, 2 oder 3 der Risikofaktoren Linkshypertrophie, koronare Herz-krankheit, Anämie, Sepsis gleichzeitig bei einem Patienten

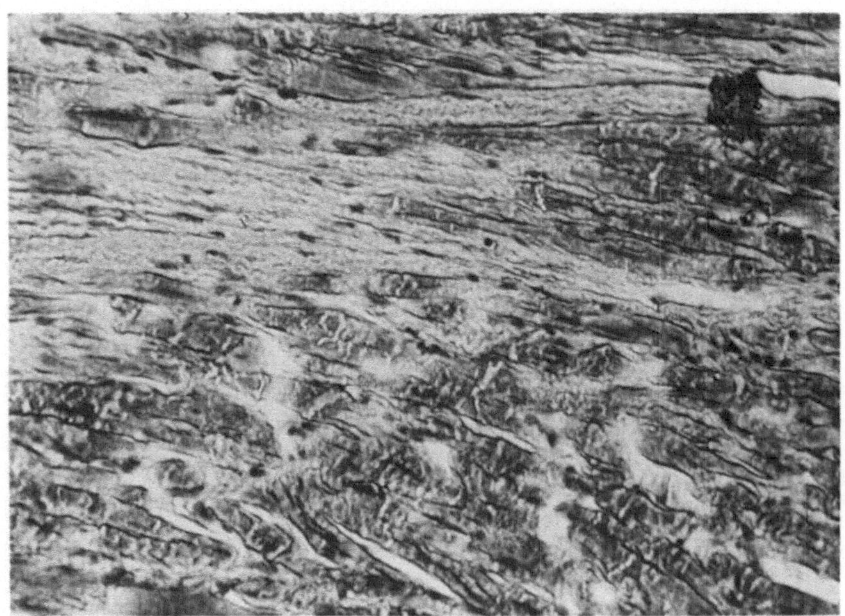

Abb. 7. Makroskopisch unauffällige Infarktextension postoperativ (Weinsteinsäure-, Kresylechtviolett-Einschlußfärbung, 1:100). Vorderwand des linken Ventrikels

Infarktnarbe der Vorderwand frische Ischämiezeichen auf. Der Patient verstarb 10 Stunden postoperativ an rezidivierendem Kammerflimmern. Die Obduktion ergab ein dilatiertes Herz mit multiplen Schwielen, keine frischen Nekrosen oder ischämischen Bezirke. Histologisch waren Myozytolysen in der unmittelbaren und disseminiert in der weiteren Umgebung der Vorderwandschwiele nachweisbar (Abb. 7). Bei der Patientin G. M. 3000/77 trat nach einer jejunoilealen Bypassoperation

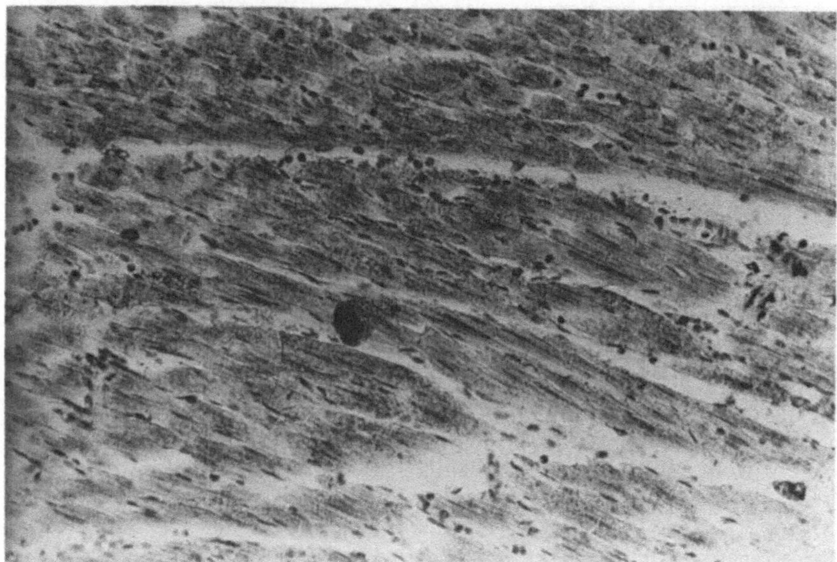

Abb. 8. Disseminierte Nekrosen bei kardialer Dekompensation bei Sepsis (1:60). Hinterwand des linken Ventrikels

wegen hochgradiger Adipositas eine Peritonitis mit wochenlang dauernder Sepsis auf. Daraus folgten Anämie und Tachykardie. Schließlich verstarb die Patientin an akutem Herzversagen. Die Obduktion ergab ein hypertrophes Herz und eine Endomyokarditis. Histologisch zeigten sich ausgedehnte Areale mit Myozytolysen neben selteneren Kontrakturen und kolbigen Auftreibungen (Abb. 8). Darüber hinaus bestand die leukozytäre Infiltration der Myokarditis. Die Koronararterien waren unauffällig.

2.2.4.4. Diskussion

Die geringe Zahl der untersuchten Fälle läßt nur bedingte Schlüsse zu, die im Hinblick auf die Ergebnisse größerer Untersuchungsreihen zu diskutieren sind. In der speziellen postoperativen Situation wurden bisher disseminierte Myokardnekrosen nicht untersucht. Bei unseren

Fällen mit postoperativem Herzversagen aus verschiedenen Gründen waren sie in 53%, also wesentlich häufiger als im allgemeinen Sektionsgut, nachweisbar. Schlesinger und Reiner (1955) fanden sie in 17,7% von 571 Herzen, und zwar fast ausschließlich neben frischen Infarkten, Schwielen und Myocardiopathia fibrosa, also bei koronarer Herzkrankheit. Bei herzgesunden Unfallopfern sind Myozytolysen kaum nachweisbar, dagegen fast regelmäßig neben letalen Myokardinfarkten.

Baroldi (1975) fand hier Myozytolysen vom koagulativen Typ in 96% der Fälle in der Infarktrandzone und disseminiert im übrigen Myokard. Die Primärläsion koagulativer Myozytolysen, die Kontraktur einzelner Muskelsegmente, wird auf eine zu intensive *Katecholamin*einwirkung zurückgeführt, wobei der Verbrauch der gespeicherten Energie schließlich auch zum Zerfall der Myofibrillen führt. Die Veränderungen sind durch toxische Katecholamindosen zu erzeugen und bei hyperadrenerger Aktivität, wie zum Beispiel im hämorrhagischen Schock, in typischer Form nachweisbar (siehe Kapitel 3.4.5.). Auch beim akuten Myokardinfarkt wird angenommen, daß das restliche Myokard unter erhöhtem Sympathikotonus steht, um den Funktionsausfall des infarzierten Areals hämodynamisch auszugleichen. Das häufige Vorkommen koagulativer Myozytolysen bei letalem postoperativen Herzversagen spricht ebenso wie ein Großteil der Risikofaktoren, die es begünstigen, für eine spezifische pathogenetische Bedeutung der Katecholamine während der postoperativen Periode.

Die zweite Komponente, die zur Entstehung hypoxydotischer Myokardschäden führt, die *Koronarinsuffizienz*, beruht im allgemeinen Sektionsgut fast ausschließlich auf Koronarstenosen. Für die Ausbildung postoperativer Myozytolysen hat die koronare Herzkrankheit dagegen nicht diese überragende Bedeutung. Auffallend war die Nekrosenhäufigkeit bei Hypertrophie, erklärbar durch die dabei bestehende relative Koronarinsuffizienz (Büchner, 1971; Linzbach, 1947).

Als weitere Ursachen koronarer Minderperfusion bei den untersuchten Patienten können hypotone Episoden, Anämie und Tachykardie angeführt werden.

Im Einzelfall bestimmt das Zusammentreffen mehrerer Faktoren das Ausmaß der Nekrosen. So waren bei F. L. 1503 Koronarstenosen und Hypertrophie die organische Grundlage, worauf ein intraoperativer Blutungsschock mit koronarer Minderdurchblutung (Gregg, 1950) und einer reflektorischen Katecholaminausschüttung (Klensch und Gött, 1970) wirksam wurde. Ebenso ausgedehnte Myozytolysen wurden bei G. M. 3000/77 ohne Koronarkrankheit durch die Herzmuskelhypertrophie, kombiniert mit dem hyperdynamen Kreislaufzustand der Sepsis und einer Anämie, welche allein zu submikroskopischen hypoxidotischen Schäden führen kann (Poche, 1970), erzeugt.

Mit dem Ausmaß der Herzdilatation nimmt die Ausdehnung der subendokardialen Nekrosen deutlich zu. Dieser Zusammenhang ist auf eine wechselseitige Beziehung zurückzuführen. Die hypoxidotische Herzmuskelschädigung, die im chronisch druck- und volumenüberlasteten Herzen nachgewiesen wurde, tritt, wie die frischen Nekrosen der hier untersuchten Fälle zeigen, auch bei akuter Volumenüberlastung und Dilatation auf. Andererseits hat die hypoxidotische Schädigung infolge der angeführten anderen Faktoren mit Verschlechterung der Sauerstoffbilanz lange vor der Entwicklung ultrastruktureller und histologisch nachweisbarer Schäden eine Abnahme der Kontraktilität zur Folge. Eine eindeutige quantitative Beziehung zwischen dem Grad disseminierter Nekrosen und der Herzleistung wurde bisher nicht nachgewiesen. Dies ist verständlich, da eine exakte Quantifizierung der Nekrosen noch nicht möglich ist. Die vorliegenden Ergebnisse, die auf Schätzungen beruhen, legen die Annahme eines direkten Zusammenhangs zwischen strukturellen hypoxischen Schäden und Funktionsverlust des Herzens bei postoperativem akuten Herzversagen nahe. Es wäre von Interesse, diese Frage an einem größeren Krankengut weiterzuverfolgen.

Zusammenfassend ist festzustellen, daß die histologischen Untersuchungen bei postoperativer kardialer Dekompensation die Ergebnisse der Risikofaktorenanalyse in dem Sinne unterstreichen, daß die hypoxidotische Mangelinsuffizienz postoperativ eine wesentliche pathogenetische Komponente und häufige Ursache des Herzversagens darstellt. In der postoperativen Streßperiode haben Herzinfarkt und Herzinsuffizienz eine gemeinsame Entwicklung auf verschiedenen morphologischen Grundlagen. Häufig ist auch eine umschriebene ischämische Schädigung im Bereich einer Koronarstenose oder im Randbezirk einer Infarktnarbe infolge einer Asynergie Ursache des Herzversagens, bevor ein makroskopisch nachweisbarer Infarkt entsteht.

2.3. Postoperative Herzrhythmusstörungen

2.3.1. Einleitung

Genauere Berichte aus der Herzchirurgie liegen über die dritte Gruppe kardialer Komplikationen mit Einfluß auf die postoperative Letalität vor, nämlich die Rhythmusstörungen (Angelini et al., 1974; Dreifus et al., 1963; Likoff, 1959). Auch über die Einflüsse der Anästhesie gibt es experimentelle und klinische Daten (Bertrand et al., 1971; Katz und Bigger, 1970; Reinikainen und Pontinen, 1966). In der gesamten übrigen Chirurgie wurden bisher vor allem Erfahrungen nach Thorakotomie, wodurch häufig Arrhythmien ausgelöst werden, veröffentlicht (Ghosh und Pakrashi, 1972). In keiner der angeführten Stu-

Tabelle 5. *Klinische Befunde bei Patienten mit Dysrhythmieüberwachung. A: abfall ≧ 30% systolisch, ≧10 min Dauer; VWI = Vorderwandinfarkt; HWI = roleptanalgesie; A = Amputation; F = Femoro-popliteal; EX = Exitus letalis; than; C = Carotis-Desobliteration;*

			Präoperativ			
Patient	Nr.	Alter	Blutdruck mm Hg	Cholesterin mg%	Kalium mVal/l	Infarktnarbe

A. Vergleich

Patient	Nr.	Alter	Blutdruck mm Hg	Cholesterin mg%	Kalium mVal/l	Infarktnarbe
F. R.	0102	65	130/60	300	4,9	HWI
K. M.	0103	61	130/70	123	4,3	VWI
F. L.	1503	71	200/100	304	4,5	VWI
E. R.	0506	68	220/90	246	3,9	–
I. M.	0415	56	180/85	271	5,2	–
H. K.	0607	45	160/90	174	3,0	–
B. R.	1506	78	160/80	211	4,3	HWI
A. J.	1102	74	120/80	159	4,8	VWI
L. L.	0508	63	180/100	292	4,1	HWI
S. W.	0419	56	180/120	306	4,1	–
S. G.	1306	73	180/100	206	4,5	–
L. M.	1210	70	170/80	233	4,7	–
P. L.	1508	81	180/95	158	4,1	VWI
x̄		66,2	168/88	229	4,3	
sd ±		9,6	27/15	53	0,5	

B. Oxprenolol

Patient	Nr.	Alter	Blutdruck mm Hg	Cholesterin mg%	Kalium mVal/l	Infarktnarbe
Sch. F.	1509	86	160/90	269	4,2	HWI
M. A.	0304	66	140/80	218	5,0	HWI
L. J.	0109	67	130/80	203	4,2	HWI
W. St.	0608	54	160/80	308	4,9	–
M. K.	1209	71	185/85	267	4,4	–
W. J.	0505	52	140/85	232	5,0	VWI
K. W.	1504	71	140/90	340	3,6	HWI
H. L.	1302	74	200/80	335	4,8	HWI
S. H.	1507	74	150/70	225	4,5	HWI
T. A.	0503	51	180/100	279	4,5	HWI + VWI
Sch. K.	0105	54	140/90	277	4,1	HWI
P. J.	0701	62	175/90	412	4,8	–
x̄		65,2	158/85	280	4,5	
sd ±		10,4	21/7	58	0,4	

siehe Kapitel 2.3.2. B: siehe Kapitel 3.4.7.3.2. + = Intraoperativer Blutdruck-
Hinterwandinfarkt; KD = Kardiale Dekompensation; S = Schock; NL = Neu-
$\bar{x}$ = Mittelwert; sd = Standardabweichung; Sp = Spinalanästhesie; H = Halo-
I = Aorto-iliakal

Intraoperativ			Postoperativ				
Lokalisation Anästhesie			Systolischer Blutdruck		Minimalwerte		Komplikationen
					Kali-um	Hämato-krit	
			max.	min.			
+	F	NL	180	120	3,7	31	KD, VWI
	F	NL	130	100	5,0	41	
+	F+I	NL	200	80	2,5	24	VWI, KD, S, EX
	F	NL	210	130	4,0	27	
	I	NL	200	80	4,1	30	KD, S, EX
	C	NL	200	150	3,8	38	
+	I	NL	150	60	4,4	28	KD, HWI, S, EX
	F	NL	130	110	4,8	31	
+	I	NL	180	140	4,0	34	VWI
+	F	NL	160	130	4,0	38	
	F	NL	190	130	4,0	36	
	F	NL	180	170	5,1	37	KD
	A	Sp	160	110	4,5	36	
			188	116	4,1	33	
			29	29	0,6	5	
	F	Sp, H	140	120	4,3	31	
	F	Sp	170	110	4,0	24	
	F	NL	160	100	3,8	34	
	F	NL	160	110	3,6	30	
	F	NL	180	120	4,0	34	
+	I	NL	130	110	3,8	32	
	F	Sp	160	110	4,3	35	
	I	NL	165	120	3,5	28	
	F	Sp	160	80	3,9	28	
	I	Sp, NL	180	135	3,5	40	
	F	Sp	140	110	4,3	25	
	F	NL	160	120	3,7	34	
			159	110	3,9	31	
			17	13	0,3	4	

3*   Vormittag, Kardiale Komplikationen

dien wurden jedoch die Rhythmusstörungen quantitativ untersucht, da die Erfassung lediglich durch sporadische Elektrokardiogrammaufzeichnungen oder durch Beobachtung am Monitor erfolgte, wodurch nur ein kleiner Teil der tatsächlich vorhandenen Arrhythmien registriert wird (Vetter und Julian, 1975). Deshalb werden im folgenden die Ergebnisse, die an einer Gruppe gefäßchirurgischer Patienten mit quantitativer Analyse durch einen Arrhythmiecomputer und Trendschreiber gewonnen wurden, ausführlich besprochen (Vormittag, 1978).

2.3.2. Patienten und Methodik

In die Studie aufgenommen wurden 13 männliche Patienten, die eine koronare Herzkrankheit mit Infarktnarbe oder Herzrhythmusstörungen aufwiesen. Randomisiert dazu erhielt eine andere Gruppe prophylaktisch Oxprenolol (siehe Kapitel 3.4.7.3.). Die Patienten lagen an einer normalen chirurgischen Krankenabteilung und wurden routinemäßig während zweier präoperativer Tage und jeden zweiten Tag während der ersten postoperativen Woche mit Thoraxröntgen, Elektrokardiogramm und biochemischen Untersuchungen kontrolliert. Wesentliche Daten sind in Tab. 5 A festgehalten. Die Operationen dauerten durchschnittlich 4,2 Stunden. Therapeutisch erhielten alle Patienten Deslanosid intravenös (Cedilanid®), Acetyldigoxin peroral (Sandolanid®) und Isosorbiddinitrat (Sorbidilat®) nach den in Kapitel 3 angegebenen Richtlinien. 1 bis 3 Tage vor und 3 Tage nach der Operation wurden die Patienten mit einem Arrhythmiecomputer der Firma Hellige überwacht. Dieses Gerät (Dysrhythmiemonitor Servomed) besteht aus einen Herzfrequenzmonitor, einem Dysrhythmiemonitor, einem 2-Kanal-Trendrecorder und einem 1-Kanal-Alarmschreiber mit einer Digitaluhr zur Registrierung des Zeitpunkts der aufgezeichneten Alarmsituation. Der Dysrhythmiemonitor erfaßt die Vorzeitigkeit und die Formabweichung der Extrasystole vom normalen QRS-Komplex. Über den ersten Kanal des Trendrecorders werden mit Strichsymbolen die Anzahl der Extrasystolen pro Minute und ihre Multiformität sowie Salven von ≥ 2 Extrasystolen registriert. Die Herzfrequenz wird über den zweiten Kanal kontinuierlich aufgezeichnet. Das Gerät ermöglicht die Abgrenzung folgender Alarmkriterien:

a) Frequenzbereich,

b) nur ventrikuläre oder auch supraventrikuläre Extrasystolen,

c) Vorzeitigkeit des Extraschlags zwischen 40 und 70% des normalen RR-Abstands,

d) Zahl der Extrasystolen pro Minute (1, 4, 8 oder 16, siehe Abb. 20, S. 117).

Die quantitative Erfassung von Extrasystolen wurde erschwert, wenn häufig Artefakte auftraten, die vom Monitor als Extrasystolen registriert wurden. Daher war es zeitweilig – bei stärkeren Störungen – notwendig, alle „Extrasystolen" am Alarmschreiber festzuhalten und nachträglich die Artefakte auszuscheiden. Der Vergleich zwischen Trend- und Alarmaufzeichnung wurde durch die ausgedruckte Uhrzeit am Alarmstreifen erleichtert.

Der Servomed-Dysrhythmiemonitor lieferte während etwa 90% der Beobachtungszeit unter diesen Voraussetzungen quantitativ auswertbare Ergebnisse in 12 der 13 Fälle, bei nur fallweiser Kontrolle durch geschultes Personal.

Als Beurteilungskriterien galten die mittlere Herzfrequenz, die Häufigkeit ventrikulärer Extrasystolen pro Stunde, die Häufigkeit ventrikulärer Salven, Kammertachykardien und Kammerflimmern, die Vorzeitigkeit nach dem Index $Q_n Q_e / QT_n$ (Minimalwert im Einzelfall) und schließlich das Auftreten von paroxysmalen supraventrikulären Tachykardien. Die statistische Prüfung erfolgte bei gleichmäßiger Verteilung mit dem t-Test, bei inhomogener Verteilung mit dem Wilcoxon-Paarvergleichstest, dem Mann-Whitney-U-Test oder mit dem Zeichentest (Siegel, 1956).

2.3.3. Präoperative Arrhythmien

Durch eine im Mittel 30stündige Dauerüberwachung wurden bei 12 von 13 Patienten ventrikuläre Extrasystolen mit der durchschnittlichen Häufigkeit von 3,4 pro Stunde nachgewiesen. Bei 5 Patienten wurden Salven von ≥ 2 ventrikulären Extrasystolen nachgewiesen, in 1 Fall eine paroxysmale supraventrikuläre Tachykardie. Durch die fallweisen Elektrokardiogrammkontrollen hingegen wurden nur in 4 dieser Fälle ventrikuläre Extrasystolen erfaßt. Die tatsächliche Häufigkeit entspricht jener, die nach den aus der Literatur bekannten Ergebnissen bei koronaren Patienten zu erwarten ist (Ryan et al., 1975).

2.3.4. Postoperative Arrhythmien

In der postoperativen Streßperiode nahmen die ventrikulären sowie die supraventrikulären Rhythmusstörungen zu. Ventrikuläre Extrasystolen wurden bei allen Patienten durch die Dauerüberwachung – davon nur bei einem auch durch die Elektrokardiogrammkontrollen – nachgewiesen. Die 5 Fälle mit präoperativen paarigen oder salvenartigen Ektopien wiesen diese auch postoperativ auf und wurden um 2 weitere Fälle vermehrt. Elektrokardiographisch wurde keine dieser prognostisch bedeutsamen Rhythmusstörungen erfaßt.

Die Anzahl der Patienten mit supraventrikulären Tachykardien – bei Sinusrhythmus oder Vorhofflimmern – stieg von 1 Fall auf 5 postoperativ. Auch diese Episoden wurden nur durch den Arrhythmiecomputer nachgewiesen. Abgesehen davon, daß die Zahl der Patienten mit

38 2. Postoperative kardiale Komplikationen

Tabelle 6. *Herzfrequenz (HF), ventrikuläre Exstrasystolen (VES), ventrikuläre Salven und Vorzeitigkeitsindex bei Patienten mit prä- und postoperativer Betarezeptorenblockade und Vergleichsgruppe; n 1, n 2 = beobachtete Fälle; x = Fälle mit positivem Nachweis zum jeweiligen Zeitpunkt; x̃ = Mittelwert; p1 = Irrtumswahrscheinlichkeit des Unterschiedes vom präoperativen Wert; p 2 = Signifikanz des Unterschiedes zwischen den Gruppen; OP.-Tag = Zeit vom Ende der Operation bis 24 h*

	A. Vergleich					B. Betablockade			
	x	x̄	sd	p1<	p2<	x	x̄	sd	p1<
	n2 = 13					n1 = 11			
HF/min									
präoperativ	13	75,8	10,0	–	n. s.	11	73,5	10,4	–
OP.-Tag	12	108,5	21,4	0,001	0,01	11	86	14,8	0,05
1. Tag	12	100,9	11,3	0,001	0,001	11	84	9,0	0,02
2. Tag	11	93,6	6,4	0,001	n. s.	11	87	13,1	0,01
3. Tag	9	89,0	9,0	0,005	n. s.	11	80	10	0,05
	n2 = 13					n1 = 8			
VES/h									
präoperativ	12	3,4	9,7	–	n. s.	5	0,99	1,43	–
OP.-Tag	12	38,2	77,1	0,05	0,05	6	1,07	1,37	n. s.
1. Tag						6	0,41	0,44	n. s.
2. Tag	10	1,1	1,5	n. s.	n. s.	7	1,031	1,42	n. s.
3. Tag	9	0,6	0,9	n. s.	n. s.	7	1,379	2,35	n. s.
	n2 = 13					n1 = 11			
VES in Salven ≧ 2/h									
präoperativ	7	0,039	0,028	–	n. s.	4	0,053	0,091	–
OP.-Tag	6	0,390	0,350	0,05	0,005	1	0,014	0,042	n. s.
1. Tag						5	0,032	0,033	n. s.
2. Tag	5	0,17	0,23	n. s.	n. s.	4	0,028	0,042	n. s.
3. Tag	4	0,02	0,03	n. s.	n. s.	3	0,111	0,217	n. s.
	n2 = 13					n1 = 11			
Vorzeitigkeitsindex									
präoperativ	13	1,20	0,285	–	n. s.	7	1,049	0,15	–
OP.-Tag	12	0,861	0,168	0,05	n. s.	8	1,014	0,18	n. s.
1. Tag	12	0,883	0,128	0,05	n. s.	9	1,059	0,25	n. s.
2. Tag	11	1,04	0,206	0,05	n. s.	10	1,050	0,16	n. s.
3. Tag	10	1,028	0,216	n. s.	n. s.	9	1,046	0,19	n. s.

Arrhythmien postoperativ zunahm, stieg auch die Häufigkeit von Extrasystolen und Salven (Tab. 6 A, Abb. 19). Die Häufigkeitszunahme war während der unmittelbar postoperativen Zeit einschließlich des ersten postoperativen Tages signifikant. Während der gesamten Beobachtungszeit zeigte die postoperative Herzfrequenz einen signifikanten Anstieg gegenüber dem präoperativen Wert. Wie aus den Mittelwerten des Vorzeitigkeitsindex hervorgeht, war der Einfall der Extrasystolen während der beiden ersten postoperativen Tage signifikant früher als präoperativ.

In 6 Fällen trat postoperativ ein Myokardinfarkt oder eine kardiale Dekompensation auf. 3 Patienten verstarben. Gegenüber den unkomplizierten Fällen zeigten diese 6 Patienten während der unmittelbar postoperativen Periode eine signifikant höhere Herzfrequenz (118 gegenüber 98/min) und häufiger ventrikuläre Extrasystolen (75/h gegenüber 1,5/h, $p < 0{,}01$). Ventrikuläre Salven traten bei 5 komplizierten und 2 unkomplizierten Fällen auf.

2.3.5. Ätiologie

Zahlreiche Anästhetika kommen als Ursache für intraoperative Arrhythmien in Betracht. Diesbezüglich sei auf die Übersichtsdarstellung von Angelini et al. (1974) verwiesen. Während der frühen *postoperativen* Periode sind Katecholamine, Hypoxämie, Hypokaliämie, Azidose und Hyperkapnie die häufigsten Ursachen von Herzrhythmusstörungen.

Katecholamine wirken am Herzen in situ positiv bathmotrop, chronotrop und dromotrop. Diese Gesamtwirkung resultiert aus einem Zusammenspiel von Einzelfaktoren (Wit et al., 1975). Sie ist abhängig davon, ob Katecholamine exogen zugeführt oder adrenerg sezerniert werden oder ob Noradrenalin im Herzen selbst aus den Nervenenden des Sympathikus, also regional, in verschiedener Konzentration, entsprechend der Innervationsdichte, freigesetzt wird. Alpha- und beta-adrenerge Komponente wirken unterschiedlich, und ebenso ist die Wirkung in den einzelnen Abschnitten des Reizleitungssystems, im Sinusknoten und im Myokard nicht identisch. Im Sinusknoten wird die Spontandepolarisation beschleunigt, das Aktionspotential und seine Anstiegsteilheit werden erhöht. Die Überleitungsgeschwindigkeit im Atrioventrikularknoten wird erhöht. Auch im Purkinje-System wird die Spontandepolarisation beschleunigt. Betaadrenerg wird in diesem Bereich die Repolarisation beschleunigt, das Aktionspotential verkürzt, alphaadrenerge Stimulation wirkt gegensinnig.

Der subzelluläre Wirkungsmechanismus von Katecholaminen wurde an Purkinje-Fasern untersucht, doch nicht endgültig geklärt. Ihre positiv chronotrope Wirkung beruht auf einer beschleunigten diastolischen Spontandepolarisation durch eine Hemmung des K^+-Ausstroms und ein daraus folgendes Überwiegen des Na^+-Einstroms in der Phase 4 des Aktionspotentials. Nach neueren Ergebnissen (Tsien, 1974 a, b) senkt die Zunahme negativer Ladung an der Innenseite der Membran in der Nähe des Kaliumkanals dessen Durchlässigkeit durch ein lokales elektrostatisches Feld. Die Zunahme negativer Ladung könnte durch 2 Mechanismen erklärt werden: Nach Bindung am Rezeptor stimulieren Katecholamine die Adenylzyklase, wodurch intrazellulär zyklisches AMP gebildet wird (Robison et al., 1967). Dieses aktiviert Proteinkinasen, wodurch Proteine phosphoryliert werden. Die Phosphorylierung in der Umgebung des Kaliumkanals würde lokal die negative Ladung vermehren. Zweitens bewirkt zyklisches AMP die Aufnahme von Ca^{2+}-Ionen in das sarkoplasmatische Retikulum (McNaughton und Noble, 1973), wodurch die elektromechanische Koppelung ermöglicht wird. Die Entfernung positiver Kalziumionen von der Innenseite der Membran würde ebenfalls eine Nettozunahme der Negativität bedeuten.

Auf noch ungeklärte Weise verstärken Katecholamine den langsamen Kalziumeinstrom während der Plateauphase und beeinflussen dadurch Höhe und Dauer des Aktionspotentials (Trautwein, 1973). Die Einschleusung von Ca^{2+}-Ionen in die Zelle ist die Ursache der positiv inotropen Wirkung der Katecholamine.

Schließlich aktivieren Katecholamine die K-Na-ATP-ase, die „Ionenpumpe", wenn deren Aktivität und damit das Ruhepotential pathologisch vermindert ist. Unter diesen Voraussetzungen können Katecholamine das Ruhepotential, den Anstieg und die Höhe des Aktionspotentials und damit die Reizleitung normalisieren und ektopen Reizbildungen entgegenwirken.

Die pathophysiologische Bedeutung der Katecholamine liegt in der Förderung der ektopen Reizbildung und in der Senkung der Flimmerschwelle (Kliks et al., 1975; Levitt et al., 1976; Lown und Verrier, 1976). Die arrhythmogenen Eigenschaften können aus zu hohen Konzentrationen, ungleicher Sekretion in verschiedenen Fasergruppen und aus der erhöhten Empfindlichkeit des Myokards unter pathologischen Bedingungen resultieren (Wit et al., 1975).

Der Anstieg der Katecholamine im Blut führt normalerweise nur zu einem Anstieg der Sinusfrequenz. Die *ektope Reizbildung* in tieferen Abschnitten kann durch eine isolierte Noradrenalinausschüttung aus sympathischen Nervenenden erfolgen. Die Empfindlichkeit ektoper Foci kann durch Digitalis oder durch Infarkte gesteigert werden. Auch eine generelle Katecholaminvermehrung kann in tieferen Abschnitten des Reizleitungssystems zu ektoper Reizbildung führen, wenn ein „sick sinus"-Syndrom vorliegt oder wenn eine gleichzeitige cholinerge Stimulierung die Reizbildung in supraventrikulären Abschnitten hemmt. *Reentry*-Mechanismen im Myokard werden dadurch gefördert, daß bei unterschiedlicher Innervationsdichte durch Katecholamine eine unterschiedliche Verkürzung der Refraktärperiode in benachbarten Fasergruppen eintritt. Dies wird zusätzlich durch Faktoren wie Ischämie, Elektrolytstörungen und organische Membranschäden gefördert.

Sauerstoffmangel beeinträchtigt die Aktion der K-Na-ATP-ase und damit den transmembranösen Ionentransport. Folgen davon sind intrazelluläre Anhäufung von Natrium und Chlorid und Kaliumverlust. Das Ruhepotential nimmt ab, nähert sich der Reizschwelle, wodurch es leichter zur Spontandepolarisation kommt. Die Refraktärzeit nimmt ab. Bei schwerer Hypoxie verlangsamt sich der rasche Anstieg des Aktionspotentials, seine Höhe nimmt ab, die Leitungszeit wird verlängert (Trautwein et al., 1954). Schon geringe Grade von Hypoxie führen zu ektoper hochfrequentierter Reizbildung. Die Flimmerschwelle wird gesenkt.

Hyperkaliämie reduziert entsprechend der Nernstschen Gleichung das Ruhepotential. Die Kaliumleitfähigkeit der Membran wird erhöht. Dadurch wird die diastolische Depolarisation gehemmt, die Repolarisation beschleunigt und die Refraktärzeit verkürzt. Die Reizleitung wird bis zur Kaliumlähmung verlängert. Die Flimmerbereitschaft wird erhöht. *Hypokaliämie* dürfte postoperativ infolge von Blutungen, Verlust von Darmsekret, sekundärem Hyperaldosteronismus und infolge des Kaliumverbrauchs für den Zellaufbau die häufigste Elektrolytstörung sein. Die Zellmembran wird dabei hyperpolarisiert und ihre Kaliumleitfähigkeit gesenkt. Das Aktionspotential wird höher. Die Repolarisierung setzt früher ein und verläuft verzögert. Die spontane Depolarisierung wird beschleunigt. Schwere Hypokaliämie verlangsamt die Reizleitung und verkürzt die absolute Refraktärzeit. Dadurch wird – bei gleichzeitiger Bereitschaft zu ektoper Reizbildung – die Flimmerschwelle gesenkt. Von großer klinischer Bedeutung ist die gesteigerte Digitalisempfindlichkeit bei Hypokaliämie.

Hyperkalzämie verkürzt das Plateau, *Hypokalzämie* verlängert es. Im Gesamteffekt erhöht die Hyperkalzämie die Automatie, die Erregbarkeit und die Leitungsgeschwindigkeit, Hypokalzämie wirkt gegensinnig. Azidose und Hyperkapnie erhöhen die Reizbildung, Alkalose und Hypokapnie hemmen sie (Angelini et al., 1974).

Bei den hier untersuchten Patienten waren der signifikante Anstieg der Herzfrequenz, die Zunahme der ventrikulären Extrasystolen und der supraventrikulären und ventrikulären Tachyarrhythmien sowie die Frühzeitigkeit des Einfalls der Extrasystolen während der ersten 24 Stunden nach der Operation Ausdruck der Streßreaktion mit dem typischen Katecholaminanstieg im Blut (Groves et al., 1973; Hammond et al., 1956; Klensch und Gött, 1970). Diese Reaktion wurde bei der Hälfte der Fälle durch schwere intraoperative Blutverluste mitverursacht. Fast alle waren postoperativ anämisch. Damit war ein hochgradiges Risiko für den postoperativen Myokardinfarkt gegeben, der in 4 Fällen tatsächlich eintrat. Infarkte verursachen Arrhythmien durch vermehrte lokale Katecholaminfreisetzung und durch das Verletzungspotential. Bei 1 Patienten bestand eine Hypokaliämie, die zusammen mit Anämie und Reinfarkt zu letalem Kammerflimmern führte.

2.3.6. Klinische Bedeutung

Die Bedeutung von Herzrhythmusstörungen liegt zunächst in ihrem ungünstigen Einfluß auf die Hämodynamik. In der für das Herz kritischen postoperativen Periode ist diese Bedeutung noch erhöht. Nach den Ergebnissen von Benchimol et al. (1965) liegt die Herzfrequenz, bis zu welcher eine Steigerung der Auswurfmenge erfolgt, bei künstlicher Vorhofstimulation bei 110, bei ventrikulärer Stimulation bei 90 pro Minute. Die Höchstgrenze von 150 pro Minute gilt für das gesunde Herz. Die kritische Grenze der Bradykardie beträgt 40 pro Minute.

Eine wesentliche Verschlechterung der Herzleistung wurde bei ventrikulären Extrasystolen festgestellt. Dabei nehmen Zeitvolumen, Schlagvolumen, Schlagarbeit und Blutdruck ab. Ebenso wie bei asynchroner Vorhoftätigkeit liegt der Grund dafür in der zu geringen Ventrikelfüllung zum Zeitpunkt der Kontraktion und dem unvollkommenen Atrioventrikularklappenschluß.

Beim koronarinsuffizienten Herzen ist es von Bedeutung, daß jede arrhythmische Herztätigkeit und vor allem jede Tachykardie die Ökonomie der Herzarbeit in bezug auf die Sauerstoffbilanz verschlechtert. Eine Steigerung des Herzzeitvolumens durch Tachykardie kann in diesen Fällen nur vorübergehend erreicht werden, nämlich so lange, bis die Koronarinsuffizienz manifest wird. Ventrikuläre Tachyarrhythmien nach koronarchirurgischen Eingriffen zeigten eine Letalität von 50% (Angelini et al., 1974).

Postoperative Herzrhythmusstörungen sind darüber hinaus aber auch Indikatoren kardialer Komplikationen. Die Häufigkeit ventrikulärer Arrhythmien ist dem Lebensalter und dem Grad der koronaren Herzkrankheit proportional (Blackburn et al., 1974; Chiang et al., 1969; Hinkle et al., 1969; Ryan et al., 1975). Präoperative ventrikuläre Arrhythmien sind als Risikofaktor postoperativer Komplikationen zu werten (Goldman et al., 1977; Vormittag, 1975; Vormittag et al., 1975; siehe Kapitel 1.5., 2.1., 2.2., Tab. 2 und 3). Die postoperative Zunahme einer Herzrhythmusstörung ist als wertvolles Warnsignal drohender kardialer Komplikationen hervorzuheben.

Die hier beschriebenen Patienten zeigten einen signifikanten Zusammenhang zwischen dem Schweregrad der postoperativen Arrhythmie und den kardialen Komplikationen mit hoher Letalität. Eine günstige Beeinflussung der hohen Letalität des postoperativen Myokardinfarkts und der postoperativen Herzinsuffizienz ist vor allem durch eine Verbesserung der *Früherfassung* zu erwarten. Diese wird durch den Nachweis von Arrhythmien – der mit ausreichender Sicherheit allerdings nur durch Dauerüberwachung mit Trend- und Alarmaufzeichnung gelingt – ermöglicht. Wie die vorliegenden Untersuchungen zeigen, sind fallweise Elektrokardiogrammaufzeichnungen und klinische Kontrollen dazu völlig ungeeignet. Vor allem die prognostisch wichtigen salvenartigen Extrasystolien werden wegen ihres sporadischen Auftretens (Ryan et al., 1975) nur durch Langzeitkontrollen erfaßt. Die oszilloskopische Überwachung durch das geschulte Personal einer Intensivstation führte nur in 17% der bedrohlichen Rhythmusstörungen zur Soforttherapie, in 30% zu einer verspäteten Behandlung, 52% wurden nicht bemerkt (Vetter und Julian, 1975). Mit einem Arrhythmiecomputer mit ähnlichen Eigenschaften wie der hier verwendete „Servomed-Dysrhythmiemonitor" wurden dagegen 95% der Rhythmusstörungen sofort erkannt.

Schwerere ventrikuläre und supraventrikuläre Arrhythmien in der postoperativen Phase sollten immer zu einer kardialen Intensivüberwachung des Patienten und zum vollen Einsatz aller prophylaktischen und therapeutischen Möglichkeiten veranlassen.

2.4. Zusammenfassung und Schlußfolgerungen

Aufgrund der Zunahme postoperativer kardialer Komplikationen, die auf den Anstieg der koronaren Herzkrankheit in der Gesamtbevölkerung zurückzuführen ist, wurden bei Patienten mit abgelaufenem Myokardinfarkt Untersuchungen über die Häufigkeit und zur Pathogenese kardialer postoperativer Komplikationen durchgeführt, insbesondere eine Analyse der Risikofaktoren für Myokardinfarkt, Herzversagen und bedrohliche Rhythmusstörungen in der unmittelbar postoperativen Periode.

Als Risikofaktoren des postoperativen *Myokardinfarkts* erwiesen sich bei unserem Krankengut eine die Koronarsklerose begleitende Arteriosklerose der zerebralen, renalen und peripheren Gefäße sowie eine Hypertonie $\geqq 160/\geqq 95$ mm Hg. Auslösend wirken intraoperative Blutverluste mit stärkerem Blutdruckabfall und postoperative Anämie.

Für das postoperative *Herzversagen* ohne Myokardinfarkt sind die gleichen Risikofaktoren maßgeblich, darüber hinaus ein hohes Lebensalter sowie eine schon vor der Operation bestehende Ruhe- oder Belastungsinsuffizienz. Intraoperative Hypotension und postoperative Anämie, die das postoperative Infarktrisiko fünffach beziehungsweise dreifach erhöhen, verdoppeln auch die Häufigkeit des postoperativen Herzversagens ohne Infarkt. Außerdem wird die Herzinsuffizienz durch nicht ausreichende Vorbereitung bei Noteingriffen, langdauernde Operationen und postoperative Sepsis begünstigt. Bei mehr als der Hälfte von 15 Patienten, die mit postoperativer Herzinsuffizienz ohne makroskopisch nachweisbaren Myokardinfarkt verstarben, waren histologisch disseminierte koagulative Myozytolysen nachweisbar.

Eine Neigung zu schweren postoperativen *Arrhythmien* ist an bereits präoperativ bestehenden Rhythmusstörungen, die allerdings nur durch eine mehrstündige Dauerüberwachung mit ausreichender Sicherheit nachzuweisen sind, zu erkennen. Die supraventrikuläre Tachyarrhythmie und häufige ventrikuläre Extrasystolen sind wertvolle Warnsignale der schweren kardialen Komplikationen mit Pumpversagen.

Die Häufigkeit aller kardialen Komplikationen ist während der unmittelbar posttraumatischen hyperkatabolen Phase am höchsten und fällt mit zunehmendem zeitlichen Abstand zur Operation. Dies dürfte durch eine ursächliche Beteiligung der Katecholamine, die beim komplizierten postoperativen Verlauf in zehn- bis zwanzigfach erhöhten Konzentrationen vorliegen, zu erklären sein.

Aus unseren Ergebnissen läßt sich schließen, daß bei Vorbestehen einer koronaren Herzkrankheit die absolute oder relative, umschriebene oder allgemeine myokardiale Hypoxie die häufigste und dominierende Ursache des postoperativen Herzversagens mit oder ohne umschriebenen Myokardinfarkt sowie der bedrohlichen Herzrhythmusstörungen ist.

Wenn im postoperativen Verlauf ein Myokardinfarkt oder eine akute Herzinsuffizienz manifest wird, ist die Letalität dieser Komplikationen sehr hoch. Die heute zur Verfügung stehende medikamentöse Therapie und selbst die mechanische Kreislaufunterstützung haben die Prognose des kardiogenen Schocks nicht entscheidend gebessert.

Eine Senkung der postoperativen kardialen Letalität kann nur unter zwei Voraussetzungen erwartet werden, nämlich Früherfassung bestehender oder sich anbahnender Komplikationen und ihre medikamentöse, gegebenenfalls mechanische Prophylaxe. Die elektive Chirurgie bietet den Vorteil, daß der Zeitpunkt der Streßsituation bekannt und die Intensität des Traumas abzuschätzen ist. Die Früherfassung muß präoperativ mit der Auswahl des kardialen Risikopatienten nach den klinischen Kriterien, die auf eine koronare oder myokardiale Insuffizienz schließen lassen, beginnen. Diese Patienten müssen kardial sorgfältig überwacht werden. Die apparative Kontrolle im Hinblick auf Rhythmusstörungen ist anzustreben. Werden präoperativ ventrikuläre

Arrhythmien erfaßt, ist dies bei der postoperativen Überwachung zu berücksichtigen.

Intra- und postoperative Blutungen mit akuter Blutdrucksenkung um $\geqq 30\%$ des systolischen Wertes, die postoperative Anämie $\leqq 3{,}5 \times 10^6$ Erythrozyten/mm³ und die postoperative Sepsis sind als Alarmsignale drohender kardialer Komplikationen aufzufassen. Sie sollten zu einer mindestens eintägigen, intensiven, am besten automatischen Dauerüberwachung von Blutdruck, Herzfrequenz und -rhythmus veranlassen. Wenn bei dieser Überwachung Verdachtsmomente für eine latente Herzinsuffizienz oder ein Trend zur Zunahme ventrikulärer Arrhythmien festgestellt werden, ist die höchste Alarmstufe erreicht. Spätestens ab diesem Zeitpunkt sollten die kardiale Leistungsreserve und die Wirkung der angewandten Therapie laufend, optimal durch die Bestimmung des linksventrikulären Füllungsdruckes mittels Schwemmkatheters (Swan et al., 1970), kontrolliert werden.

3. Medikamentöse Prophylaxe postoperativer kardialer Komplikationen

3.1. Kardioprotektive Maßnahmen

In den vorangehenden Kapiteln wurde gezeigt, daß die postoperativen kardialen Komplikationen vor allem Folgen einer *ischämischen* Myokardschädigung sind. Die myokardiale Ischämie löst einen Prozeß aus, der mit einem Kontraktilitätsverlust beginnt, reversible Stadien einer ultrastrukturellen Myokardschädigung durchläuft und erst nach Stunden mit einer irreversiblen Nekrose endet (Cox et al., 1968; Jennings et al., 1960). Die Pathogenese dieser Entwicklung und die Möglichkeiten, sie aufzuhalten oder rückgängig zu machen, sind in den Mittelpunkt der Infarktforschung gerückt. Elektrokardiographische (Maroko et al., 1972; Reid et al., 1971) und enzymkinetische (Shell et al., 1971; Sobel et al., 1972; Wagner et al., 1973) Methoden wurden entwickelt, um die Ausdehnung der Nekrose zu bestimmen. Auf der Grundlage dieser Forschungen wurden experimentell und klinisch wesentliche Fortschritte in der Entwicklung nekrosenhemmender Maßnahmen erzielt (Braunwald und Maroko, 1974; Corday, 1976; Maroko und Braunwald, 1973). Das klassische experimentelle Modell zur Untersuchung umschriebener Infarkte ist die Koronarligatur am Hundeherzen. Die generelle ischämische Schädigung mit der Ausbildung disseminierter Nekrosen läßt sich im hämorrhagischen Schock analysieren (siehe Kapitel 3.4.5.).

Charakteristische Ursachen für die postoperativen kardialen Komplikationen sind stenosierende Koronarsklerose, Anämie und Hypotension sowie betaadrenerge Stimulation. Aufgrund dieser Konstellation lassen sich die Erfahrungen aus experimenteller Koronarligatur und hypovolämischem Schock bedingt auf den kardialen Risikopatienten in der Chirurgie übertragen. Eine Voraussetzung der Myokardnekrose ist die Diskrepanz zwischen Sauerstoffzufuhr und Sauerstoffverbrauch. Maßnahmen, die eine ischämische Schädigung rückgängig machen, die Nekrose eindämmen oder verhindern sollen, haben daher die Verbesserungen der Sauerstoffzufuhr oder die Senkung des erhöhten myokardialen Sauerstoffverbrauchs zum Ziel (Braunwald und Maroko, 1974).

Ursachen des erhöhten Sauerstoffverbrauchs sind die Steigerung von Herzfrequenz, Blutdruck, diastolischem Füllungsdruck und Inotropie. Sauerstoffsparend wirken dagegen die Optimierung der Frequenz durch den Ausgleich von Hypovolämie und Anämie, durch Digitalisglykoside und durch Betarezeptorenblocker, die Senkung eines erhöhten Blutdrucks durch Vasodilatation, die Senkung des Füllungsdruckes in den optimalen Bereich von 14–18 mm Hg durch Dilatation der venösen Kapazitätsgefäße mit Nitraten oder durch Furosemid und die Senkung der Inotropie durch Betablocker. Die myokardiale Sauerstoffversorgung hängt ab von der Koronarperfusion, dem Sauerstoffgehalt des Blutes und der Oxyhämoglobindissoziation. Zur Verbesserung der Koronardurchblutung führen die Behebung einer Hypotension durch Volumensubstitution, positiv inotrope Substanzen und die intraaortale Ballonpumpe, besonders bei Verlängerung der Diastole durch die Senkung der Herzfrequenz und die Senkung des Koronarwiderstands. Dessen wichtigste Komponente, die myokardiale Wandspannung während der Diastole, wird durch die Senkung eines erhöhten Füllungsdrucks günstig beeinflußt. Im ischämischen Gewebe einer Infarktrandzone kommt dem kapillarstenosierenden Effekt eines Ödems besondere Bedeutung zu (Brachfeld, 1976; Poche, 1965). Das Ödem kann mit hyperosmolaren Lösungen vermindert werden.

Bei einer Beeinflussung der Koronarperfusion kommt es darauf an, sie zugunsten der ischämischen Gebiete zu verbessern; eine allgemeine Durchblutungssteigerung würde infolge des „steal effects" in der kritischen Zone gerade das Gegenteil bewirken.

Günstig ist eine Erhöhung des Sauerstoffpartialdruckes im Blut, und auf die Bedeutung von Bluttransfusionen beim koronaren Risikopatienten in der Chirurgie sei besonders hingewiesen. Die Dissoziation des Oxyhämoglobins (Benesch und Benesch, 1967, 1970), die bei koronarer Herzkrankheit an sich schon kompensatorisch erhöht ist (Woodson et al., 1970), kann durch Betarezeptorenblocker weiter gesteigert werden (Schrumpf et al., 1977).

Zahlreiche Maßnahmen, deren Schutzwirkung auf das durch Ischämie bedrohte Myokard noch erprobt und diskutiert wird, müssen in diesem Rahmen unerwähnt bleiben.

In den folgenden Kapiteln wird über Erfahrungen berichtet, die durch die Übertragung von Ergebnissen aus der Grundlagenforschung auf den kardialen Risikopatienten in der Chirurgie gewonnen wurden, und zwar mit der prophylaktischen Anwendung von Digitalisglykosiden, Nitraten und Betarezeptorenblockern.

Hervorzuheben ist, daß die postoperative Streßperiode eine für die klinische Infarktforschung einzigartige Situation darstellt, insofern als der Zeitpunkt der potentiellen Infarktsetzung bekannt, die Intensität des Traumas abzuschätzen und sein Ablauf kontrollierbar ist.

3.2. Digitalisglykoside

3.2.1. Problematik

Neben der kardioprotektiven Wirkung der Digitalisglykoside beim insuffizienten Herzen steht als ein wesentlicher Nachteil ihre toxische Wirkung, die zu letalen Herzrhythmusstörungen führen kann (Rosen et al., 1975). Zahlreiche Faktoren der perioperativen Periode erhöhen die Digitalisempfindlichkeit des Herzens. Dazu gehören Anästhetika, Hypoxie, Azidose, Hyperkarbie, Katecholamine und Elektrolytstörungen. Blutungsbedingte Albuminverluste wirken sich, je nach der Bindungsaffinität des Digitalispräparates, störend auf das pharmakokinetische Gleichgewicht der therapeutischen Einstellung aus. Schließlich kann es trotz gleichmäßiger Einstellung durch die postoperativ häufige Abnahme der glomerulären Filtration zur Kumulation des Glykosids kommen. Infolge der relativ langen Halbwertszeiten der Digitalisglykoside ist eine rasche Anpassung an die postoperativen Änderungen der Organfunktionen und an akut auftretende Störfaktoren nicht immer möglich. Diese Überlegungen machen es verständlich, daß immer wieder auf die Gefahren einer prophylaktischen Digitalisierung in der Chirurgie hingewiesen und vor einer unnötigen Anwendung gewarnt wird (Appel, 1973).

Wesentlich sind daher die präoperative Definition des digitalisbedürftigen Patienten und die den individuellen Umständen angepaßte Wahl des Präparates in der richtigen Dosierung.

3.2.2. Zur Pharmakokinetik der Glykoside

Der entscheidende Unterschied der einzelnen Digitalisglykoside liegt in der Zahl der Hydroxylgruppen am Steroidring, die die Wasserlöslichkeit der Substanz bestimmen. G-Strophantin mit fünf Hydroxylgruppen ist am hydrophilsten, Digitoxin mit nur einer am lipophilsten. Lipophilie begünstigt die enterale Resorption, die Bindung an das Serumalbumin, die Aufnahme in die Leberzelle und die metabolische Umwandlung in der Leber.

Da nur die im Serumwasser frei gelöste Fraktion des Glykosids renal ausgeschieden werden kann, entscheidet die Albuminbindung über die Halbwertszeit der Substanz. Glykoside mit mittellanger Halbwertszeit, die sich für die Digitalisprophylaxe in der Chirurgie im Normalfall am besten eignen, sind Digoxinderivate und Deslanosid. Die Halbwertszeit dieser Substanzen liegt zwischen 30 und 40 Stunden, die Ausscheidung erfolgt proportional der Kreatininclearance. Diese sollte bei chirurgischen Patienten, die prophylaktisch digitalisiert werden, nach Möglichkeit präoperativ bestimmt werden. Besonders bei alten Patienten kann nämlich trotz deutlicher Einschränkung der glomerulären Filtration die Serum-Kreatinin-Konzentration normal sein, wenn dieses bei reduzierter Muskelmasse in geringerem Ausmaß gebildet wird (Ewy et al., 1969). Bei Berücksichtigung der renalen Funktionseinschränkung sind Deslanosid und Digoxine in reduzierter Dosis meist ausreichend gut steuerbar. Weitgehend unabhängig von der Nierenfunktion ist Digitoxin (Kramer et al., 1970; Storstein, 1973). Es wird auch bei schweren Leberkrankheiten gut toleriert (Lahrtz et al., 1969). Bei Dialysepatienten wurde eine Abnahme der Digitoxintoleranz nachgewiesen (Storstein, 1973). In der perioperativen Prophylaxe sind die lange Halbwertszeit von Digitoxin und die Beeinflussung der Pharmakokinetik durch Schwankungen der Plasmaalbuminmenge als wesentliche Nachteile zu betrachten.

3.2.3. Prophylaktische Digitalisierung in der Allgemeinchirurgie

Während der Narkose kommt es durch den Einfluß der meisten Anästhetika zu einer Verminderung der Herzfunktion (Clowes und Del Guercio, 1960; Deutsch und Dalen, 1969; Ngai et al., 1970). Dies wird zum Teil durch eine reflektorische Katecholaminausschüttung kompensiert. Postoperativ ist die Herzleistung durch die sympathoadrenale Regulation des Postaggressionssyndroms gesteigert. Wenn das Herz diese Mehrleistung nicht erbringen kann, verschlechtert sich die Prognose (Clowes und Del Guercio, 1960). Der adrenerge Antrieb mit Steigerung von Frequenz und Inotropie ist unökonomisch und physiologisch für eine rasche, kurzfristige Anpassung geeignet. Wie aus Kapitel 2 hervorgeht, wird der unphysiologische, tagelang dauernde Katecholamineinfluß während der postoperativen Streßperiode umso schlechter vertragen, je mehr das Herz durch eine Koronarinsuffizienz gefährdet ist. Im Vergleich zur Herzleistungssteigerung durch Katecholamine führt die positiv inotrope Wirkung der Digitalisglykoside zu einem sauerstoffsparenden Effekt beim insuffizienten Herzen, da gleichzeitig die Frequenz gesenkt wird. Der Sinn einer präoperativen Digitalisierung ist es daher, die negativ inotrope Wirkung der Narkose aufzuheben – daß dies durch Digoxin möglich ist, wurde bei Halothananästhesie nachgewiesen (Goldberg et al., 1962) und gilt auch für andere kardiodepressive Narkotika – und zweitens eine ökonomische Steigerung der Herzleistung während der postoperativen Periode zu ermöglichen. Zusätzlich soll sie negativ inotropen Einflüssen, wie zum Beispiel jenen bei Sepsis, entgegenwirken (Siegel et al., 1967; Thal et al., 1971). Die Vorteile einer prophylaktischen Digitalisierung bei manifester oder latenter

Einschränkung der Herzfunktion scheinen evident. Daher wurde sie seit der Empfehlung von Levine (1920) nach mehr oder weniger breiter Indikationsstellung angewandt, doch nur selten auf ihre Wirkung überprüft. Von anästhesiologischer Seite wird die routinemäßige präoperative Digitalisierung kardial kompensierter Patienten abgelehnt, da Digitalisglykoside, potenziert durch Narkotika und Muskelrelaxantien, Herzrhythmusstörungen auslösen können (Ikeogu, 1973; Schulte-Steinberg, 1973). Andererseits fanden Wheat und Burford (1961) bei nichtdigitalisierten Patienten in 23%, bei digitalisierten dagegen nur in 12%, Rhythmusstörungen nach thoraxchirurgischen Eingriffen.

Wenngleich die intraoperativ auftretende kardiale Dekompensation durch Strophantin behoben werden kann, ist zu bedenken, daß das akute Herzversagen die Lungen, das Gehirn, die Nieren und das Herz selbst irreparabel schädigen kann und daher prophylaktisch verhindert werden sollte. Dem Einwand, daß intraoperativ selten eine Herzinsuffizienz manifest wird, ist die Häufigkeit des postoperativen Herzversagens (siehe Kapitel 2.2.) entgegenzuhalten, die nicht nur zur manifesten Dekompensation zum Zeitpunkt des Eingriffs, sondern auch zur Belastungsinsuffizienz, zur anamnestisch erhebbaren Dekompensation, zur Arteriosklerose, zur Hypertonie, zum Alter, zur Sepsis, zur Operationsdauer, zum intraoperativen Blutdruckabfall und zur postoperativen Anämie in signifikantem Zusammenhang steht. Sie war nach Noteingriffen, vor welchen meist keine Digitalisierung durchgeführt werden konnte, mehr als dreimal so häufig wie nach elektiven Operationen. Insgesamt hat die intra- und postoperative Beeinträchtigung der Inotropie durch die verschiedensten Ursachen eine wesentlich größere Bedeutung als primäre Arrhythmien, die häufiger Folge als Ursache kardialer Komplikationen sind (siehe Kapitel 2.3.). Der Empfehlung, bei allen nichtdekompensierten Patienten ohne Berücksichtigung anderer Risikofaktoren auf die präoperative Digitalisierung zu verzichten (Ikeogu, 1973; Schulte-Steinberg, 1973), kann daher aufgrund eigener Erfahrung nicht beigepflichtet werden.

Im eigenen Krankengut wurde die prophylaktische Wirkung von Digitalis auf die postoperative Herzinsuffizienz und den Reinfarkt retrospektiv untersucht (Vormittag et al., 1974). Nach 260 Eingriffen bei digitalisierten Patienten trat eine Herzinsuffizienz in 40 Fällen (15,4%) ein. Nach 74 Operationen ohne Prophylaxe in 25 Fällen (33%). Dieser Unterschied ist hochsignifikant (p < 0,001), doch war bei den nichtdigitalisierten Patienten ein größerer Anteil von akuten, nichtelektiven Eingriffen erforderlich. Dennoch ist das Ergebnis nicht ohne Aussagekraft, zumal sich die beiden gleichen Kollektive im Hinblick auf die postoperative Reinfarktrate nicht unterschieden. Infarkte traten bei digitalisierten Patienten nach 6,9%, bei nichtdigitalisierten nach 6,75%

der Operationen auf. Die postoperative Letalität unterschied sich signifikant mit 17,7% bei digitalisierten von 29% bei nichtdigitalisierten Fällen (p < 0,05).

3.2.4. Indikationen zur Prophylaxe mit Digitalis

Alle Autoren stimmen darin überein, daß die Prophylaxe mit Digitalis bei manifester Herzinsuffizienz, Belastungsinsuffizienz und supraventrikulären Tachyarrhythmien durchgeführt werden soll (Deutsch und Dalen, 1969; Meyer, 1970; Moyer, 1963; Rau, 1968; Wheat und Burford, 1961). Meinungsverschiedenheiten bestehen lediglich bezüglich des *Alters* als Kriterium der Digitalisierung. Deutsch und Dalen (1969) empfehlen für die Thoraxchirurgie die Altersgrenze von 50 Jahren, Meyer (1970) schließt sich dem an und nimmt sonst das 60. Lebensjahr als Indikationsgrenze, Rau (1968) führt die Digitalisierung bei allen Patienten über 50 Jahren durch, Wheat und Burford (1961) empfehlen aufgrund der eigenen Erfahrungen das 60. Lebensjahr in der Thoraxchirurgie. Im eigenen Krankengut wird die Digitalisierung vor Operationen ebenfalls ab dieser Altersgrenze durchgeführt (Kohn und Kühn, 1971).

Die *Belastungsinsuffizienz* des Herzens wird als Indikation zur prophylaktischen Digitalisierung allgemein anerkannt. Als klinische Kriterien dafür gelten die anamnestische Dekompensation, die Kardiomegalie, Zeichen der Linkshypertrophie im Elektrokardiogramm und rheumatische Herzerkrankungen. Bei *Hypertonie* ohne diese Organmanifestationen wird die Digitalisierung im Schrifttum nicht ausdrücklich empfohlen. Nach den eigenen Erfahrungen sollte jedoch auch die Hypertonie ab 160/95 mm Hg die prophylaktische Digitalisierung veranlassen.

Allgemein gilt die *koronare Herzkrankheit* als Indikation. Die meisten Autoren fordern zu ihrer Feststellung typische Elektrokardiogrammveränderungen oder Angina-pectoris-Beschwerden. Die in jüngster Zeit entwickelten Methoden der Langzeitaufzeichnung des Elektrokardiogramms auf Magnetband scheinen wegen der damit möglichen Erfassung von Rhythmusstörungen eine empfindliche Nachweismethode des koronaren Risikos zu sein (Ryan et al., 1975). Die Erfahrungen mit einem großen gefäßchirurgischen Krankengut gaben den Anlaß, Patienten mit normalem Herzbefund, jedoch nachgewiesener extrakardialer Arteriosklerose schon ab dem 50. Lebensjahr zu digitalisieren (Kohn und Kühn, 1971).

Auch *Vorhofflimmern* und *Vorhofflattern* in der Anamnese sollten als Indikation zur prophylaktischen Digitalisierung betrachtet werden. Während die Empfehlung, vor Operationen mit großem Blutverlust prophylaktisch zu digitalisieren (Meyer, 1970), nur mit dem Hinweis auf die vorrangige Bedeutung der Optimierung von Sauerstoffzufuhr und Sauerstoffverbrauch zu unterstützen ist, muß nach den eigenen Erfahrungen die zu erwartende *Dauer* der *Narkose* bei der Indikationsstellung zur Prophylaxe berücksichtigt werden.

3.3. Nitrate

3.3.1. Pharmakologie

Vor etwa 120 Jahren wurden als erste Substanzen dieser Gruppe Nitroglyzerin und Amylnitrit in die Therapie der Koronarinsuffizienz eingeführt (Brunton, 1867). Die allgemeine Eigenschaft der Nitrate ist die erschlaffende Wirkung auf die glatten Muskelfasern des Verdauungstrakts, des Urogenital- und des kardiovaskulären Systems (Mason und Braunwald, 1965). Durch die Dilatation der venösen Kapazitätsgefäße wird die zum rechten Herzen strömende Blutmenge vermindert. Der Pulmonalarteriendruck, der diastolische Füllungsdruck des linken Ventrikels, das enddiastolische Volumen und damit die kardiale *Vorbelastung* („preload") nehmen ab. Daraus folgen sekundär eine Verminderung des Schlagvolumens, des arteriellen Druckes, der Schlagarbeit und unter normalen Voraussetzungen eine Abnahme des Herzindex, die durch eine adrenerg reflektorische Steigerung der Herzfrequenz nicht ausgeglichen wird. Die Weitstellung der Arteriolen setzt den peripheren Widerstand herab, senkt den arteriellen Druck und damit die kardiale *Nachbelastung* („afterload").

Die *antianginöse* Wirkung der Nitrate beruht auf der Senkung des myokardialen Sauerstoffverbrauchs durch die Senkung von Vor- und Nachbelastung und auf einer Verbesserung der Koronardurchblutung ischämischer Bezirke. Am meisten ischämiegefährdet sind die subendokardialen Schichten (Archie, 1975). Bei experimenteller Koronarstenose am Hund wurde eine ischämiebedingte Mehrdurchblutung der subepikardialen auf Kosten der subendokardialen Regionen nachgewiesen und durch Nitroglyzerin ausgeglichen (Bache et al., 1975). Die Verbesserung der subendokardialen Perfusion ist vor allem durch die Abnahme des diastolischen Füllungsvolumens und beim chronisch ischämischen Herzen mit geringer Dehnbarkeit durch eine stärkere Abnahme des Füllungsdruckes zu erklären. Abnahme der Wandspannung führt sowohl zur besseren Durchströmung der Koronararterien als auch zur Öffnung von Kollateralen, die einen retrograden poststenotischen Blutstrom ermöglichen (Becker et al., 1971). Dazu kommt die ursprünglich von Fam und McGregor (1958, 1964) nachgewiesene und später bestätigte (Cohen et al., 1973; Goldstein et al., 1974) Erweiterung der großen Kollateralgefäße.

Da die Koronardurchblutung somit von mehreren Komponenten der Nitroglyzerinwirkung abhängt, kann je nach der hämodynamischen Ausgangssituation und den pharmakologischen Eigenschaften der Derivate eine Zunahme oder eine Abnahme der Gesamtdurchblutung erfolgen (Chiariello et al., 1976), wobei trotz Abnahme eine Perfusionsverbesserung in einem umschriebenen ischämiegefährdeten Bezirk eintreten kann. Die Indikation zur Nitrattherapie und die Wahl des Präparates können daher in kritischen Situationen nur unter exakter Kontrolle von Aortendruck und linksventrikulärem Füllungsdruck optimal erfolgen.

Die einzelnen *Nitratderivate* unterscheiden sich in der Applikationsform und der Dauer und Intensität der Wirkung, die außer an der venösen Strombahn mehr oder weniger stark an der arteriellen angreifen kann.

Amylnitrit muß inhaliert werden. Der Hauptangriffspunkt ist venös, in der oberen Körperhälfte auch präkapillär, wodurch ein Flush hervorgerufen wird. *Nitroglyzerin* ist die meistverwendete Substanz im Angina-pectoris-Anfall. Es zeigt einen raschen, verläßlichen Wirkungseintritt nach sublingualer Applikation. Orale galenische Zubereitungen mit protrahierter Wirkung sind weniger verläßlich (Winsor et al., 1972). Eine gute Langzeitwirkung wurde bei perkutaner Resorption festgestellt (Cohn et al., 1974; Hardarson et al., 1977). Schließlich kann Nitroglyzerin intravenös infundiert werden (Cohn et al., 1977). Es wirkt vor allem auf die venöse Strombahn. Von den *langwirksamen* Nitraten sind Isosorbiddinitrat, Pentaerythritoltrinitrat, Erythritoltetranitrat sublingual und peroral, Pentaerythritoltetranitrat nur oral anwendbar. Letzteres ist in seiner Wirkung sehr unsicher (Sherber und Gelb, 1961). Die drei erstgenannten zeigten nach sublingualer Gabe eine etwa gleichlange Wirkungsdauer zwischen 45 und 100 Minuten auf die Belastungstoleranz bei Angina pectoris (Klaus et al., 1973). Andere Untersucher fanden eine noch wesentlich längere Wirkung von *Isosorbiddinitrat,* der am besten untersuchten Substanz der Gruppe (Russek, 1966; Sherber und Gelb, 1961; Sweatman et al., 1972; Willis et al., 1975). Infolge einer langsameren Abbaurate sind wirksame Blutspiegel noch 3 bis 4 Stunden nach Verabreichung nachweisbar (Berry et al., 1961).

4 Stunden nach Gabe von 40 mg in Form von Kapseln mit protrahierter Wirkstoffabgabe war noch eine Zunahme der Fingerpulsation nachweisbar (Winsor et al., 1972). Es läßt sich daraus eine Wirkung auf die arterielle und die venöse Strombahn ableiten, wobei die Wirkung auf die venösen Kapazitätsgefäße wesentlich länger anhält.

Eine etwa gleichstarke Dilatation der Arteriolen und der Venen bewirkt intravenös infundiertes Natrium-*Nitroprussid* (Armstrong et al., 1975).

3.3.2. Klinische Indikationen

Die prophylaktische Anwendung von Nitraten bei *koronarer Herzkrankheit* und die therapeutische im *Angina-pectoris-Anfall* sind seit der Einführung dieser Substanzen unumstritten. Beim *Myokardinfarkt* galten Nitrate lange Zeit als kontraindiziert, da die Senkung des Blutdrucks und des Auswurfvolumens zur Infarktausdehnung führen kann. Heute werden Nitrate dann empfohlen, wenn aufgrund der hämodynamischen Gegebenheiten eine gefährliche Drucksenkung nicht zu befürchten ist und wenn eine erhöhte Vorbelastung besteht, die ab einem bestimmten Grad die Auswurfleistung nicht bessert (Crexells et al., 1973), sondern die kardialen Reserven unökonomisch verbraucht. Unter Kontrolle des arteriellen Blutdrucks und des ventrikulären Füllungsdrucks kann durch die differenzierte Anwendung von arteriell oder venös dilatierenden Substanzen beim akuten Myokardinfarkt eine kardioprotektive Wirkung erzielt werden. Die abrupt einsetzende und kurz dauernde Wirkung von sublingualem Nitroglyzerin kann dabei über das Ziel schießen und nachteilige Folgen haben. So fanden Williams et al. (1975) beim akuten Myokardinfarkt eine Abnahme von Füllungsdruck und -volumen und deshalb eine Senkung des arteriellen Drucks und der Auswurfleistung sowohl bei suffizienten wie bei insuffizienten Herzen. Die Autoren warnten daher vor der sublingualen Anwendung des Nitroglyzerins beim akuten Infarkt. In einer früheren Studie hatten Gold et al. (1972) dagegen eine günstige Wirkung auf die verminderte Pumpfunktion nach akuten Myokardinfarkten nachgewiesen.

Tierexperimentell fand Smith schon 1921, daß Nitrate die Myokardischämie nach Koronarligatur verminderten.

Epstein et al. (1973) bestätigten dies und zeigten darüber hinaus, daß die Verhütung des nitritbedingten Blutdruckabfalls durch alphaadrenerge Agonisten die Ausbreitung der Myokardischämie noch weiter einschränkt. Später wurde beim Menschen eine Abnahme der Ausdehnung akuter Myokardinfarkte nach Nitroglyzerin beim insuffizienten (Reid et al., 1973) und beim suffizienten (Epstein et al., 1975) Herzen nachgewiesen.

Die Vermeidung des Boluseffekts von sublingualem Nitroglyzerin durch intravenöse Infusion von Natriumnitroprussid (Chatterjee et al., 1973; Franciosa et al., 1972) und von Nitroglyzerin (Armstrong et al., 1975; Flaherty et al., 1975) zeigten keine ungünstigen Effekte auf die

Hämodynamik, sondern eine Verbesserung der Auswurfleistung und eine Verminderung der Myokardischämie beim akuten *Myokardinfarkt*.

Isosorbiddinitrat wirkt bei sublingualer und peroraler Applikation ebenso verläßlich, jedoch protrahierter als Nitroglyzerin. Es führt zu keiner abrupten Senkung des Blutdrucks (Franciosa et al., 1974; Hedges et al., 1961; Klaus, 1973; Vormittag et al., 1976). Schon Hedges et al. (1961) konnten tierexperimentell und klinisch nach Isosorbiddinitrat eine Besserung der Herzfunktion und eine Steigerung der Überlebensraten bei akutem Myokardinfarkt feststellen. In einer neueren Studie (Bussmann et al., 1977) wurde die Hämodynamik bei Patienten mit verminderter Auswurfleistung und erhöhtem Füllungsdruck nach akuten Myokardinfarkten durch orale Applikation von Isosorbiddinitrat verbessert.

Bei *Linksherzinsuffizienz* wurde als erster Vasodilatator Phentolamin, und zwar bei normalen Blutdruckwerten, angewandt (Majid et al., 1971). In der Folgezeit wurden auch – durchwegs günstige – Erfahrungen mit Phentolamin bei akuter Linksherzinsuffizienz mit und ohne Lungenödem nach Myokardinfarkt gesammelt (Taylor und Gould, 1975). Die alphaadrenerge Blockade reduzierte die kardiale Nachbelastung und verbesserte die Herzleistung. Zusätzlich hat man einen antiarrhythmischen Effekt von Phentolamin beschrieben (Gould et al., 1975). Von anderen Autoren wird zur Therapie des akuten *Lungenödems* Natriumnitroprussid (Cohn und Franciosa, 1977; Guiha et al., 1974) empfohlen.

Auch bei *chronischer* Herzinsuffizienz wurde die Vasodilatatortherapie erfolgreich eingesetzt (Cohn et al., 1974; Guiha et al., 1974; Kovick et al., 1975; Miller et al., 1977 a, b). Zur Langzeittherapie ist Isosorbiddinitrat zu empfehlen, das sublingual alle 2 Stunden, peroral 4–6 Stunden verabreicht werden kann. Bei erhöhter kardialer Nachbelastung durch Hypertonie kann Hydralazin oral angewandt werden. Die Kombination beider Mittel resultiert in einer Verminderung von Vor- und Nachbelastung, vergleichbar der Wirkung von intravenös infundiertem Natriumnitroprussid (Cohn und Franciosa, 1977). Als orales Mittel mit etwa gleichstarker Wirkung auf die arterielle und venöse Strombahn wurde neuerdings Prazosin bei chronischer Herzinsuffizienz angewandt (Miller et al., 1977 b).

Eine *antiarrhythmische* Wirkung mit einer *Anhebung* der Flimmerschwelle durch Nitrate (Borer et al., 1974; Dashkoff et al., 1976; Mihalick et al., 1974) ist durch die Verbesserung der myokardialen Gesamtsituation zu erklären. Direkte Einflüsse sind nicht auszuschließen.

Die zahlreichen günstigen Erfahrungen mit Vasodilatatoren bei Myokardinfarkt und Herzinsuffizienz sowie die antianginöse Nitritwirkung ließen eine prophylaktische Wirkung derartiger Präparate auf postoperative kardiale Komplikationen vermuten und berechtigten zur systematischen Anwendung beim kardialen Risikopatienten unter bestimmten Auswahlkriterien. Über Erfahrungen mit Isosorbiddinitrat in der Chirurgie wird im folgenden Abschnitt berichtet.

3.3.3. *Prophylaxe mit Nitraten in der Chirurgie*

An der eigenen Klinik wurde seit dem Jahre 1965 bei Patienten mit koronarer Herzkrankheit ein Nitroglyzerin-Mischpräparat (Myocardon®) fallweise verwendet. Retrospektiv ließ sich ein deutlicher Einfluß dieser Medikation auf die postoperative Häufigkeit von Myokardinfarkt und Herzversagen sowie eine signifikante Senkung der Letalität nachweisen (Vormittag et al., 1974). Dies gab Anlaß, die Wirkung prophylaktischer perioperativer Nitratgaben in einer prospektiven Studie zu untersuchen (Vormittag et al., 1976).

3.3.3.1. Patienten und Methodik

Bei 127 männlichen Patienten mit obliterierender Arteriopathie und dem Durchschnittsalter von 62,2 Jahren wurden 1974–1975 178 Operationen in Vollnarkose durchgeführt. 93% waren gefäßchirurgische Eingriffe und Amputationen. Aufgrund der retrospektiv gewonnenen Ergebnisse erhielten alle diese Patienten prophylaktisch Isosorbiddinitrat. Eine randomisierte Plazebogabe erschien ethisch nicht vertretbar. Als Vergleichsgruppe dienten dabei 140 Patienten, die 1973 operiert worden waren und die Risikofaktoren Hypertonie $\geqq 160/\geqq 95$ mm Hg und/oder einen abgeheilten Myokardinfarkt aufwiesen. Das Durchschnittsalter betrug 66,8 Jahre. Von den 188 Operationen an diesen Patienten waren 50% gefäßchirurgische, die anderen gemischte allgemeinchirurgische Eingriffe. Rund ein Drittel hatte präoperativ fallweise Myocardon®, ein nitroglyzerinhaltiges Kombinationspräparat, erhalten.

Alle Patienten der Versuchsgruppe erhielten vier- bis sechsmal 5 mg Isosorbiddinitrat über den Tag verteilt in Form von Vasorbate®-Tabletten, die peroral oder, wenn der Patient nicht schlucken konnte, sublingual verabreicht wurden. Die Medikation wurde bis zur Entlassung fortgesetzt. Als Beurteilungskriterien galten der Myokardinfarkt mit elektrokardiographischem oder autoptischem Nachweis, die kardiale Dekompensation mit klinischem oder röntgenologischem oder autoptischem Nachweis und die Letalität während des stationären Aufenthaltes. Entsprechend der spezifischen Pathogenese der kardialen Komplikationen während der postoperativen Streßperiode, wurde die Zeit bis zum 5. postoperativen Tag gesondert betrachtet. Um den Nachteil der nichtrandomisierten Studie nach Möglichkeit auszugleichen, wurden für beide Gruppen anhand der Bedeutung der signifikanten Risikofaktoren für den postoperativen Myokardinfarkt (Kapitel 2.2.1., Tab. 2) und für das postoperative Herzversagen (Kapitel 2.2.2., Tab. 3) Risikoindizes für beide Komplikationen ermittelt. Sie verhielten sich für den Infarkt wie 1,66 : 1,88 und für die Herzinsuffizienz wie 1,15 : 1,25, wobei die Kontrollgruppe jeweils das höhere Risiko aufwies. Diese Unterschiede waren statistisch nicht signifikant, sind aber bei der Bewertung der Ergebnisse zu berücksichtigen. Zur Signifikanzprüfung der Vergleichsstudie wurde der χ^2-Test, bei kleinen Zahlen der Fisher-Test verwendet.

3.3.3.2. Ergebnisse

Bei den Patienten mit Isosorbiddinitratprophylaxe wurde während der postoperativen Streßperiode kein *Myokardinfarkt* beobachtet, gegenüber 5 (2,7%) nach 188 Operationen in der Vergleichsgruppe (p < 0,05). Im späteren Verlauf traten 2 Infarkte in der Vergleichsgruppe und 1 in der Prophylaxegruppe auf, wodurch sich die Signifikanz des Ergebnisses nicht änderte.

Die postoperative *Herzinsuffizienz* war in beiden Kollektiven häufiger. Insgesamt war sie nach den 178 Operationen unter Isosorbiddinitrat 10mal festzustellen (5,7%), nach den Operationen in der Vergleichsgruppe 34mal (18,2%) (p < 0,001). Davon entfielen auf die postoperative Streßperiode 9 (5,1%) beziehungsweise 22 (11,7%) (p < 0,05).

Am deutlichsten unterschieden sich die Gruppen hinsichtlich der postoperativen *Letalität,* die insgesamt in der Prophylaxegruppe 2,8% und der Vergleichsgruppe 20,2% betrug, in der Frühphase 1,7% gegenüber 11,7%. Beide Unterschiede waren hochsignifikant (p < 0,001).

Unerwünschte Effekte traten in Form von Kopfschmerzen nach Isosorbiddinitrat bei 4,7% der Patienten auf. Sie ließen sich durch Reduktion auf Einzeldosen von 2,5 mg in einstündigen Abständen vermeiden. Eine stärkere Blutungsbereitschaft aus den Operationswunden war nach Isosorbiddinitrat nicht nachweisbar. Die Einzeldosen verursachten keine plötzliche Senkung des Blutdrucks mit reflektorischer Tachykardie.

3.3.3.3. Diskussion

Trotz der eingeschränkten Vergleichbarkeit der beiden Gruppen sind die großen Unterschiede in den Komplikationsraten nicht ohne einen günstigen prophylaktischen Einfluß von Isosorbiddinitrat zu erklären. Bezüglich der Letalität ist zu berücksichtigen, daß in der Vergleichsgruppe ein größerer Teil auf die Grundkrankheit zurückzuführen war, da es sich in 9% um Eingriffe bei Karzinomträgern und in

19% um große abdominalchirurgische Eingriffe handelte. Für die 93 gefäßchirurgischen Eingriffe in der Vergleichsgruppe betrug die Gesamtletalität 17% und die Frühletalität 10%, für die 131 rein gefäßrekonstruktiven Eingriffe der Prophylaxegruppe 3,1% beziehungsweise 2,3%. In der Gefäßchirurgie während der Jahre 1965–1975 betrug die durchschnittliche Letalität an unserer Klinik 5,9% mit einer Zunahme während der letzten Jahre infolge einer Zunahme der Operationen in fortgeschritteneren Krankheitsstadien (Wagner, 1975). Somit zeigt sich gegenüber allen Vergleichszahlen unter Prophylaxe mit Isosorbiddinitrat eine deutlich geringere Letalität, die auf die Abnahme der kardialen Komplikationen zurückzuführen ist.

Die Anwendung von Isosorbiddinitrat in späteren Studien bei Patienten mit besonders hohem kardialen Risiko bestätigte die günstige Wirkung dieser Prophylaxe (Kapitel 3.4.7.2., S. 107).

Da die postoperative Streßperiode mehrere Tage dauert, ist eine gleichmäßige und anhaltende Wirkung der zur Prophylaxe verwendeten Substanz erforderlich. Im Gegensatz zu Nitroglyzerin besitzt Isosorbiddinitrat eine dazu ausreichend lange Halbwertszeit. Es erscheint heute als Mittel der Wahl in der Langzeitprophylaxe der Koronarinsuffizienz. Bei der prophylaktischen Anwendung in der Chirurgie spielt auch die galenische Zubereitung eine große Rolle. Im eigenen Arbeitsbereich wird Sorbidilat® bevorzugt, das in Form von Tabletten zu 5 mg vorliegt, die peroral oder – wenn der Patient nicht schlucken kann – sublingual appliziert werden können, ferner in Form von Kaukapseln zu 5 mg, die intraoperativ vom Anästhesisten ausgequetscht werden und auch bei trockener Mundschleimhaut des Patienten anwendbar sind. Ferner ist eine Retardform zu 20 mg verfügbar, die eine anhaltende Nitritzufuhr während der Nacht ermöglicht.

3.3.3.4. Indikationen und Kontraindikationen

Die Wirkung von peroralen und sublingualen Nitriten und von Isosorbiddinitrat beruht in erster Linie auf einer Erweiterung der Kapazitätsgefäße und damit einer Verminderung des venösen Rückstroms, zu einem geringeren Maß auf einer Abnahme des Arteriolenwiderstands.

Die Hauptindikation ist daher das *volumenüberlastete* Herz, das bereits mit einem erhöhten diastolischen Füllungsvolumen und Füllungsdruck auf dem flachen Teil der Frank-Starlingschen Kurve arbeitet. Ebenso wie die prophylaktische Digitalisierung in der Chirurgie gelten daher die manifeste *Herzinsuffizienz* und die Zeichen einer latenten kardialen Funktionseinschränkung als Indikation für die Nitrite. Nächstdem ist diese Prophylaxe bei erhöhter Nachbelastung durch eine arterielle *Hypertonie* angezeigt. Die Hauptwirkung der Nitrite besteht in der Verbesserung der myokardialen Sauerstoffbilanz. Deshalb ist die perioperative Prophylaxe bei allen Fällen mit *koronarer Herzkrankheit* indiziert.

Die Gefahr der nitroglyzerinbedingten Gefäßdilatation beruht in der Abnahme der koronaren Durchblutung infolge eines Blutdruckabfalls. Deshalb sind Nitrite *kontraindiziert,* wenn bereits eine Hypovolämie besteht. In diesen Fällen ist zuerst durch eine Normalisierung des Blutvolumens der linksventrikuläre Füllungsdruck in den optimalen Bereich von 14 bis 18 mm Hg zu bringen. Nach eigenen Erfahrungen stellt der systolische Blutdruckwert von 110–120 mm Hg in der Regel die untere Grenze dar, bis zu welcher Isosorbiddinitrat verabreicht wird. Bei Blutdruckwerten unter 160 mm Hg ist eine zerebrovaskuläre Insuffizienz bei Indikationsstellung und Dosierung zu berücksichtigen.

3.4. Betarezeptorenblocker

3.4.1. Pharmakologische Eigenschaften

Nach den Theorien von Dale (1906), Ahlquist (1948) sowie Sutherland und Robison (1966) wirken die adrenergen Hormone als Überträgerstoffe, die nach ihrer Bindung an spezifische Rezeptoren der Zellmembran die Adenylzyklase aktivieren, welche Adenosinmonophosphat in zyklisches AMP umwandelt. Dieses ist die intrazelluläre Überträgersubstanz der adrenergen Stimulation. Nach der Differenzierung der alphaadrenergen und der betaadrenergen Wirkung durch Ahlquist (1948) wurde die letztere weiter in Beta-1- und Beta-2-Wirkungen unterteilt (Lands et al., 1967), wobei jede spezifische Wirkung das Vorhandensein eines spezifischen Rezeptors erfordert. Beta-1-Wirkungen sind die positiv chronotrope, dromotrope und inotrope Wirkung am Herzen, die Lipolyse und die Stimulierung der Reninsekretion im juxtaglomerulären Apparat der Niere. Beta-2-Wirkungen sind die Relaxation der glatten Muskelfasern der Bronchien und Gefäße, des Darms und des Uterus, des M. detrusor urinae und des M. ciliaris, ferner die Glykogenolyse und die Stimulierung der Insulinfreisetzung.

Die *spezifische* Wirkung der Betarezeptorenblocker, die von Powell und Slater (1958) am Dichlorisoproterenol erkannt wurde, besteht darin, daß sie kompetitiv zu den sympathischen Überträgerstoffen, selektiv und reversibel an die Betarezeptoren gebunden werden, die Adenylzyklase jedoch nicht oder kaum stimulieren. Chemisch besitzen die Betarezeptorenblocker wie die Katecholamine einen aromatischen Ring und eine Seitenkette. Verallgemeinernd kann man feststellen, daß die Substitution am Ring die Überträgerfunktion, die Seitenkette die Rezeptorbindung bestimmt.

Das Betakohlenstoffatom der Seitenkette ist asymmetrisch, so daß zwei stereoisomere Formen möglich sind. Die Rezeptoraffinität ist im wesentlichen an die l-Form gebunden. Aus diesen Voraussetzungen lassen sich drei klinisch wesentliche Eigenschaften ableiten, in denen sich zahlreiche heute zur Verfügung stehende betablockierende Substanzen unterscheiden (Saameli, 1972). Aus der Affinität zum Rezeptor ergibt sich die betablockierende *Potenz* des Derivats. Aus einer unterschiedlichen Affinität zu Beta-1- und Beta-2-Rezeptoren resultiert eine mehr oder weniger stark ausgeprägte *Organselektivität.* Je mehr die Bindung an Beta-1-Rezeptoren überwiegt, desto *kardioselektiver* ist die Wirkung und desto weniger ist die Bronchokonstriktion als Nebenwirkung zu befürchten. Aus der unterschiedlichen Substitution am Ringgerüst resultiert schließlich die *sympathikomimetische Eigenwirkung* oder „intrinsic activity" (ISA) des Blockers. Sie läßt sich durch eine Herzfrequenzsteigerung am Versuchstier nach Ausschaltung des autonomen Tonus des Herzens nachweisen. Diese Eigenschaft wurde zunächst als unerwünscht betrachtet, und Dichlorisoproterenol, das sie in stärkerem Ausmaß besaß, wurde bald von Propranolol, welches davon völlig frei ist, verdrängt. Damit fand die Substanz mit der stärksten kardiodepressiven Wirkung als erste eine breite klinische Anwendung. Folge der ungünstigen Erfahrungen aufgrund dieser Wirkung war, daß die Kontraindikationen der Betarezeptorenblockade zunächst sehr weit gefaßt wurden. Die später entwickelten Betarezeptorenblocker, wie Pindolol und Oxprenolol (Stepanek und Brunner, 1975; Winchester, 1974), mit einer mäßigen sympathikomimetischen Eigenwirkung ließen als deren Vorteil erkennen, daß diese Substanzen das Herz gegen einen überschießenden adrenergen Antrieb abschirmen können, jedoch den Ausfall eines gewissen basalen Sympathikotonus, auf den das insuffiziente Herz angewiesen ist, verhindern.

Unabhängig von ihrer spezifischen Wirkung am Betarezeptor, besitzen die meisten Substanzen in höheren Dosen eine *unspezifische* hemmende Wirkung auf den raschen Natriumeinstrom durch die *Zellmembran* im Nerven- und Herzmuskelgewebe. Diese Wirkung ist von der sterischen Konfiguration unabhängig und äußert sich in einem lokalanästhetischen, reizbildungs- und reizleitungshemmenden und einem negativ inotropen Effekt.

Aus dem Verhältnis der „intrinsic activity" zur membranstabilisierenden Wirkung und aus der Organselektivität ergibt sich die Wahl des Präparates für die bestimmte Indikation.

Bei obstruktiven Atemwegserkrankungen und bei Hypoglykämiegefahr werden kardioselektive Betablocker, wie zum Beispiel Metoprolol, bevorzugt. Bei Patienten mit Hyperthyreose und gesundem Herzen ist Propranolol, das keine sympathikomimetische Eigenwirkung und zusätzlich eine membranstabilisierende Wirkung besitzt, am effektivsten. Auch bei anderen Herzrhythmusstörungen kann dieses Wirkungsspektrum Vorteile bieten.

Wenn die Gefahr einer myokardialen Insuffizienz besteht, sind Betablocker zu bevorzugen, die eine möglichst geringe unspezifische Membranwirkung besitzen und diese durch eine stärkere „intrinsic activity" ausgleichen. Dies gilt für Oxprenolol und Pindolol.

3.4.2. Indikationsgebiete

Die medikamentöse Betarezeptorenblockade ist sinnvoll, wenn die betaadrenerge Aktivität oder die Empfindlichkeit des Erfolgsorgans pathologisch erhöht sind oder ein normaler Sympathikotonus ein vorgeschädigtes Zielorgan überfordert.

Betarezeptorenblocker werden allgemein eingesetzt, um den Sauerstoffverbrauch des Herzens zu senken und um das Herz vor einem plötzlichen Anstieg des Sauerstoffbedarfs zu schützen. Daraus ergeben sich als Hauptindikationsgebiete die *koronare Herzkrankheit* und die *Hypertonie*. Auch bei den meisten anderen Krankheiten, bei welchen Betablocker angewandt werden, wie beim hyperkinetischen Herzsyndrom, bei Hyperthyreose und beim Phäochromozytom, ist die direkte kardiale Wirkung der Blocker entscheidend. Bei *Herzrhythmusstörungen* wirken die Betarezeptorenblocker spezifisch antiadrenerg, unspezifisch membranstabilisierend und indirekt durch die Verbesserung der myokardialen Gesamtsituation antiarrhythmisch (Wit et al., 1975).

Bei *koronarer Herzkrankheit* vermindern sie die Anfallshäufigkeit und den Nitritverbrauch, erhöhen die Belastungstoleranz und scheinen nach neueren Erfahrungen auch die Sterberate zu senken (Epstein und Braunwald, 1966; Faerchtein et al., Lambert, 1974; Lydtin, 1970; Stewart, 1976; Russek, 1975; Warren et al., 1976).

Bei Patienten mit überstandenem Myokardinfarkt führte die Therapie mit Betablockern im Sinne einer Rezidivprophylaxe zur Senkung der Häufigkeit von plötzlichen Herztodesfällen und von nichtletalen kardialen Komplikationen (Ahlmark et al., 1974; Green et al., 1975; Wilhelmsson, 1974).

Seit der Entdeckung der antihypertensiven Wirkung der Betarezeptorenblockade durch Prichard (1964) ist diese ein fester Bestandteil der Standardtherapie bei *Hypertonie* geworden (Hitzenberger, 1976).

Eine prospektive Studie bei Patienten mit koronarer Herzkrankheit und Hypertonie (>140/90 mm Hg) zeigte, daß Herzinfarkte in der Plazebogruppe fast viermal so häufig und akute Herztodesfälle mehr als dreimal so häufig wie unter Rezeptorenblockade auftraten (Lambert, 1974). Ähnliche Ergebnisse erzielte Stewart (1976).

Wesentlich problematischer als die Betablockerprophylaxe bei koronarer und hypertensiver Herzkrankheit ist die therapeutische Anwendung beim *akuten Myokardinfarkt.* Betablocker sind bei der in etwa 5% der Fälle vorliegenden hyperdynamischen Verlaufsform indiziert (Bleifeld und Hanrath, 1975). Bei exakten hämodynamischen Kontrollen kann die Indikation erweitert werden. Gute Ergebnisse konnten bei tachykarden Rhythmusstörungen in der frühen Infarktphase erzielt werden, wobei sich mit der Beherrschung der Tachyarrhythmie auch die Hämodynamik besserte (Jewitt et al., 1969; Lemberg et al., 1970; Meesmann et al., 1975). Eine günstige Beeinflussung der myokardialen Stoffwechselsituation fanden Mueller et al. (1974) durch Propranolol bei akutem Herzinfarkt, eine Nekrosehemmung Leinbach et al. (1973) bei gleichzeitiger Anwendung der Ballonpumpe, eine Verhinderung der ischämischen ST-Hebung Pelides et al. (1972) durch Practolol.

Obwohl die bisher vorliegenden Studien wegen der geringen Patientenzahlen und mangelnder Einheitlichkeit eine Verbesserung der Letalität des Myokardinfarkts durch Betarezeptorenblocker nicht beweisen, ermutigen die Ergebnisse zu größeren und besser kontrollierten Untersuchungsreihen (Übersicht bei Davies, 1974).

3.4.3. *Betarezeptorenblockade bei experimenteller Koronarligatur*

Die systematischen Untersuchungen von nekrosefördernden und nekrosehemmenden Maßnahmen bei Koronarligatur mittels des „surface mapping" (Maroko et al., 1972) führten zum Nachweis der kardioprotektiven Wirkung von Propranolol in dieser Versuchsanordnung (Maroko et al., 1971). Wurden 0,5 bis 2,0 mg/kg Propranolol vor dem Verschluß der Koronararterie beim Hund verabreicht, hat sich die ST-Strecke um durchschnittlich 59% weniger gehoben als im Kontrollversuch. Wurde Propranolol 3 Stunden nach der Ligatur appliziert, verringerte sich die ST-Elevation noch um 35%. Die prophylaktische Gabe des Betablockers bewirkte auch dann, wenn die Herzfrequenz künstlich konstant gehalten wurde, eine um 35 bis 40% geringere ST-Hebung gegenüber dem Kontrollwert. Die Autoren konnten dieses Ergebnis auch durch die Korrelation zur Ausschüttung der myokardialen Kreatinphosphokinase (Kjekshus und Sobel, 1970) stützen.

Später wurde von derselben Arbeitsgruppe (Askenazi und Maroko, 1975) ein ähnlich günstiger Effekt von Propranolol bei Einengung des Ramus descendens der A. coronaria sinistra und Sauerstoffmangelatmung bei artefizieller Konstanthaltung von Blutdruck und Herzfrequenz nachgewiesen.

Hämodynamische Untersuchungen zeigten, daß bei spontanem Verlauf die Abnahme beziehungsweise Verhütung der ischämiebedingten ST-Hebung mit einem geringeren Frequenzanstieg und einer Abnahme der Kontraktilität verbunden ist (Watanabe et al., 1972).

Histologische Untersuchungen ergaben, daß fokale Nekrosen, die nach einer passageren Koronarligatur von 20 Minuten Dauer bei 17 von 31 Hunden auftraten, nach prophylaktischer Gabe von Propranolol nur bei 3 von 30 Tieren nachweisbar waren (Sommers und Jennings, 1972). Die Arbeitsgruppe untersuchte später (Reimer et al., 1973) bei einer Koronarligatur während 40 Minuten, die bei allen unbehandelten Versuchstieren zu Nekrosen führte, neuerlich den Einfluß von Propranolol. Die Betarezeptorenblockade konnte die Entstehung von Nekrosen nicht gänzlich verhindern, doch in einem signifikanten Ausmaß einschränken. Gleichzeitig wurden geringere ST-Elevationen nachgewiesen. Herzfrequenz und Blutdruck lagen niedriger als bei den Kontrolltieren. Letales Kammerflimmern bei der Präparation trat bei den behandelten Hunden seltener ein.

Ähnlich wie für Propranolol konnte auch für Practolol eine nekrosehemmende Wirkung im Tierexperiment nachgewiesen werden (Libby et al., 1973).

3.4.4. Kardioprotektive Wirkung

Während die kardioprotektive Wirkung der Betarezeptorenblockade auf das durch Ischämie noch reversibel geschädigte Myokard heute im allgemeinen anerkannt ist, ist der Mechanismus dieser Wirkung von einer Klärung noch weit entfernt.

Wenn man von der unspezifischen Hemmung des raschen Natriumeinstroms absieht und die Nekrosehemmung der spezifischen Rezeptorblockade zuschreibt (Reimer et al., 1976), läßt sich die Wirkung der Betablocker nur auf die Ausschaltung der adrenergen Stimulation des Herzens zurückführen. Zahlreiche Ergebnisse berechtigen zur Annahme, daß beim Myokardinfarkt die lokale Freisetzung von Katecholaminen im Myokard und die adrenomedulläre Katecholaminsekretion erhöht sind (Valori et al., 1967). Katecholamine können durch die Steigerung der Herzarbeit und auch durch direkte Einflüsse auf die Myokardzelle kardiotoxisch im Sinne der Entwicklung disseminierter und umschriebener Nekrosen wirken (Raab, 1960; Rona et al., 1959). Es ist anzunehmen, daß die kardioprotektive Wirkung der Betarezeptorenblockade in der Hemmung dieser Effekte beruht. Welchem Einzelmechanismus in der speziellen Situation Bedeutung zukommt, ist ungewiß.

Am schlagenden Herzen verhindern Betarezeptorenblocker die Steigerung des Sauerstoffverbrauchs, die durch die katecholaminbedingte Erhöhung von Herzfrequenz, Blutdruck und Spannungsentwicklung eintritt. Betablocker hemmen die adrenerge Lipolyse und den Anstieg der freien Fettsäuren im Blut. Durch die relative Zunahme der Kohlenhydratverbrennung im Herzmuskel – entsprechend der Zusammensetzung des koronararteriellen Blutes – könnte der Sauerstoffbedarf gesenkt werden. Am ruhenden Herzmuskel wird die adrenalinbedingte Stoffwechselaktivität (Hauge und Øye, 1966), an Herzmuskelmitochondrien die Oxydation (Sakurada et al., 1972) durch Betablocker gesenkt. Katecholamininduzierte Nekrosen wurden durch Propranolol gehemmt (Dorigotti et al., 1969; Lehr, 1969), ebenso die Elektrolytstörungen der Myokardzelle, die den mit Isoproterenol erzeugbaren Nekrosen vorangehen (Lehr, 1969). Hier ist vor allem der Kalziumeinstrom von Bedeutung (Hess et al., 1968), der für die Ausbildung von Myokardnekrosen ausschlaggebend ist (Fleckenstein et al., 1974). Doch auch die ischämisch bedingte Aufnahme von Natriumionen und Wasser in die Zelle und ihre Hemmung durch Propranolol ist im Hinblick auf eine kapillarstenotische Verstärkung der Ischämie (Poche, 1969) in Betracht zu ziehen.

Betablocker führen zu einer Umverteilung der Koronardurchblutung zugunsten der ischämischen gegenüber den gesunden Arealen (Becker et al., 1971; Hillis et al., 1976; Pitt und Craven, 1970) und zugunsten der subendokardialen gegenüber den subepikardialen Schichten (Becker et al., 1971; Gross und Winbury, 1973). Schließlich können Betarezeptorenblocker die Thrombozytenaggregation hemmen (Bucher und Stucki, 1969; Frishman et al., 1974), und zwar durch ihre unspezifische Membranwirkung (Weksler et al., 1977). Die Bedeutung dieser Eigenschaft für die Infarktprophylaxe ist noch nicht untersucht, ebenso wie jene der Viskositätsherabsetzung des Blutes (Dintenfass und Lake, 1976). Schrumpf et al. (1977) fanden bei Patienten mit koronarer Herzkrankheit und oraler Verabreichung von Propranolol eine Abnahme der Bindungsaffinität von Oxyhämoglobin (Benesch und Benesch, 1967, 1970), die nach Absetzen der Therapie reversibel war. Die Abnahme der Bindungsfestigkeit, wodurch die Sauerstoffabgabe im Gewebe erleichtert wird, war mit einer Zunahme der Belastungstoleranz verbunden und umgekehrt. Die Autoren schlossen auf eine bessere Sauerstoffversorgung suboptimal versorgter Myokardbezirke durch diesen Effekt von Propranolol.

3.4.5. *Betarezeptorenblocker im hämorrhagischen Schock*

3.4.5.1. Problemstellung

Die kardioprotektive Wirkung der Betarezeptorenblockade bei Koronarinsuffizienz, die durch klinische Erfahrungen und experimentelle Ergebnisse bei Koronarligatur bewiesen wird, berechtigte zur Annahme, daß mit Betablockern bei koronaren Risikopatienten in der postoperativen Streßperiode eine ähnlich günstige Wirkung erreicht werden könnte. Da das kardiale Risiko in dieser Phase wesentlich durch intra- und postoperative Blutverluste mitbestimmt wird, war es erforderlich, die experimentellen Grundlagen in dieser Richtung zu erweitern.

Die Wirkung der Betarezeptorenblockade im Blutungsschock wurde bisher selten geprüft. Eine Autorengruppe fand, daß Propranolol und Practolol die kardiodepressive Wirkung des Schocks bei Katzen verstärkten (Rocamara und Downing, 1969; Siegel und Downing, 1970 a, b). Bei diesen Untersuchungen wurde aber eine wesentliche Wirkung der Betarezeptorenblocker, nämlich die Hemmung des Herzfrequenzanstiegs durch konstant frequente Elektrostimulation, ausgeschaltet. Die Wirkung von Propranolol auf die Herzfunktion des Hundes während des Schockverlaufs war nicht einheitlich (Goodyer, 1967). Bei diesen Versuchen wurde die Azidose nicht korrigiert. Auf den Gesamtverlauf des Schocks und seine metabolischen Auswirkungen zeigten Propranolol und – in schwächerem Ausmaß – auch Oxprenolol eine eher ungünstige Wirkung (Zierott, 1971). Zierott, der für die *prophylaktische* Anwendung einer kombinierten Alpha- und Betarezeptorenblockade im hämorrhagischen Schock eintritt, wies auf günstige und auswertbare Teileffekte einer isolierten Betarezeptorenblockade hin. Pronethalol, eine Substanz, die klinisch nicht mehr verwendet wird, weil sie bei Tieren Tumore erzeugt, hemmt die Entstehung disseminierter Nekrosen im hämorrhagischen Schock (Entmann et al., 1967).

Während der postoperativen Periode ist es möglich, die Herzfrequenz durch eine entsprechend dosierte Betarezeptorenblockade im optimalen Bereich einzustellen und die Azidose, soweit sie nicht physiologisch kompensiert wird, medikamentös zu korrigieren. Wir haben daher die Wirkung der Betarezeptorenblockade auf die Entstehung disseminierter Nekrosen und auf die Herzfunktion im hypovolämischen Schock des Hundes unter diesen Bedingungen geprüft (Vormittag et al., 1978; Vormittag und Keiler, im Druck). Die Blockade wurde mit Oxprenolol durchgeführt, für das bis dahin in dieser Fragestellung noch keine Daten vorlagen und das aufgrund seiner pharmakologischen Eigenschaften eine geringere kontraktilitätshemmende Wirkung als die bisher geprüften Substanzen erwarten ließ.

3.4.5.2. Material und Methodik

Die Untersuchungen wurden an 17 Bastardhunden beiderlei Geschlechts mit einem Durchschnittsgewicht von 19,8 kg durchgeführt, die nach entsprechender Vorbereitung randomisiert den Gruppen A ohne Betablockade und B mit Blockade zugeordnet wurden. Tiere, die vor Einleitung des hypovolämischen Schocks (HVS) verstarben, wurden ersetzt. Die Vorbereitung zur Narkose erfolgte mit Atropin (0,5 mg) und Combelen® (1 cm³). Die Narkose wurde mit Pentothal eingeleitet und bei je 3 Experimenten jeder Gruppe mit Halothan, sonst mit Fentanyl aufrechterhalten. Als Muskelrelaxans diente Alcuroniumchlorid. Die Azidose wurde mit Natriumbikarbonat ausgeglichen. Nach beendeter Präparation wurde mit Heparin antikoaguliert. Die Betarezeptorenblockade wurde mit 0,15 mg/kg Oxprenolol nach der Intubation eingeleitet und mit 0,05 mg/kg/30 min aufrechterhalten. Beidseitig wurden die A. und die V. femoralis freigelegt und kanüliert, links zum Anschluß des Entblutungsreservoirs und zur Zufuhr von Medikamenten, rechts zur Messung des zentralen Venendrucks. Nach lateraler Thorakotomie im ICR V links und Eröffnung der Pleurahöhle wurde das Herz durch kraniokaudale Perikardiotomie hiluswärts vom N. phrenicus freigelegt. Die Aorta wurde präpariert und an ihrem Abgang eine elektromagnetische Meßsonde (Fa. Statham) angelegt. Dies erfolgte bei den ersten 6 Experimenten auch am Stamm der A. coronaria sinistra und wurde bei den folgenden wegen der häufigen Auslösung von Kammerflimmern in der Kontrollgruppe nicht mehr durchgeführt. In den linken Ventrikel wurde vom Apex aus eine Kanüle implantiert und mit einem kurzen, weitlumigen Verbindungsschlauch an einen externen Druckabnehmer angeschlossen.

Der HVS wurde durch Entblutung aus der A. femoralis sinistra eingeleitet und mittels der Reservoirtechnik (Wiggers, 1947) durch 120–210 Minuten bei einem arteriellen Mitteldruck von 40 ± 5 mm Hg aufrechterhalten. Danach wurde das entnommene Blut venös während 15–30 Minuten reinfundiert. Weitere 15–30 Minuten später wurden die Tiere durch Herzentnahme in tiefer Narkose getötet.

Mittels eines 8-Kanal-Schreibers (Fa. Hellige) wurden registriert: das Elektrokardiogramm, der linksventrikuläre Druck (LVP) und, davon abgeleitet dp/dt, der arterielle Druck und Mitteldruck (PA) in der Aorta descendens und der zentralvenöse Druck (PZV). Der Durchfluß durch die Aorta ascendens wurde elektromagnetisch gemessen und zum Herzminutenvolumen integriert. Folgende Kreislaufgrößen dienten zum hämodynamischen Vergleich der Gruppen: Herzrhythmus und Frequenz (F) pro Minute. Der Herzindex (HI, ml/min/m² Körperoberfläche) und dessen prozentuelle Änderung (HI%), bezogen auf den Ausgangswert. Das Schlagvolumen, bezogen auf die Körperoberfläche (SV, ml/m²). Die Oberfläche wurde nach der Formel $O = 0{,}112 \cdot \sqrt[3]{kg^2}$ berechnet. Ferner wurden dp/dt max. und dp/dt min. (torr/s), der enddiastolische Ventrikeldruck (LVEDP, mm Hg) und der zentralvenöse Druck (PZV, mm Hg) verglichen.

Während des HVS wurden die Herzaktionsphasen ermittelt: die Dauer der Herzaktion (HA), die Systolendauer (S) aus der QT-Dauer im Elektrokardiogramm, die Auswurfzeit (ET) aus der Aortendurchflußkurve und die isotone Periode der Diastole (ID) aus der Ventrikeldruckkurve und der dp/dt-Kurve. Als Maß für den myokardialen Sauerstoffverbrauch wurde der Zeit-Spannungs-Index berechnet (TTI = PA . F . ET).

Biochemische Analysen. Vor der Entblutung, alle 30 Minuten während des HVS und nach der Reinfusion wurden der Blutzucker enzymatisch, der Hämatokrit und mittels des Mikroblutgasanalysators nach K. Harnoncourt die Kohlensäurespannung (pCO_2), die Sauerstoffspannung (pO_2), der Basenüberschuß (BE) und der pH aus 5 ml arteriellem Blut bestimmt.

Morphologische Untersuchungen. Die Sektion des formalinfixierten Herzens erfolgte innerhalb von 48 Stunden nach der Entnahme ohne Kenntnis der Gruppenzugehörigkeit. Subendokardiale, intramurale und subepikardiale Blutungen, Ischämie des Myokards und die Koronararterien wurden makroskopisch beurteilt. Gefrierschnitte aus der subendokardialen Schichte der Vorderwand, der Hinterwand und des hinteren Papillarmuskels des linken Ventrikels wurden mit der Weinsteinsäure-Kresylechtviolett-Einschlußfärbung nach Feyrter (1946) zum Nachweis disseminierter Nekrosen (siehe Kapitel 2.2.4.2.) gefärbt. Als solche wurden kolbige Auftreibungen in der Umgebung der Disci intercalares, Zerfall der myofibrillären Struktur und Myozytolysen gewertet und semiquantitativ in Graden 1–6 angegeben. Ferner wurden die Kernstruktur, die polymorphonukleäre Infiltration im Sinne der reaktiven Infarktphase (Rona et al., 1959) und das interstitielle Ödem qualitativ beurteilt.

Statistik. Die Signifikanz der Unterschiede der hämodynamischen und biochemischen Werte wurde mit dem t-Test, das Ausmaß der Myokardnekrosen nach Schichtung, entsprechend der Dauer des HVS, mit dem Mann-Whitney-U-Test geprüft (Siegel, 1956).

3.4.5.3. Ergebnisse

Während der Präparation kamen 3 von den 10 Tieren der Vergleichsgruppe ad exitum, 2 durch Kammerflimmern nach Anlegen der Sonde an der A. coronaria sinistra, eines durch Ruptur der Aorta bei einer Herzfrequenz von 220 pro Minute. Die Hunde unter Betarezeptorenblockade tolerierten die Präparation ohne Kammerflimmern und ohne letale Zwischenfälle. Somit wurde der HVS bei 7 Tieren jener

Gruppe eingeleitet, wovon je 2 (I, II und IV, V) eine Meßsonde an der A. coronaria sinistra trugen. Von diesen erlitt je 1 Tier jeder Gruppe (I und V) nach 90 beziehungsweise 120 Minuten Schockdauer letales Kammerflimmern.

Von den beiden anderen verstarb IV unter Betarezeptorenblockade an einem Herzstillstand nach 90 Minuten HVS, nachdem das Verbindungsstück zum Blutreservoir thrombosiert war. Bei II wurde nach 120 Minuten planmäßig reinfundiert. Nach zweistündiger Schockdauer verstarb ein weiteres Tier der Gruppe B mit bradykardem Herzversagen (X). Die Gesamtletalität betrug somit 4 von 10 in Gruppe A und 3 von 7 in Gruppe B.

Die Schockdauer der überlebenden Tiere geht aus Tab. 9 hervor. Um den arteriellen Mitteldruck von 40 ± 5 mm Hg zu erreichen, war in Gruppe A die Entnahme von durchschnittlich 451 ml (25 ml/kg) Blut, unter Betablockade von 483 ml (24 ml/kg) erforderlich. Während der ersten 150 Minuten HVS stieg die Blutmenge im Reservoir auf 36 ml/kg in Gruppe A und auf 37 ml/kg in B. Ab diesem Zeitpunkt begann unter Betablockade die „uptake"-Phase, in Gruppe A etwas später. Nach 3 Stunden waren in Gruppe A durchschnittlich 33 ml/kg, in Gruppe B 35 ml/kg im Reservoir. Die Unterschiede waren nicht signifikant. Der *Hämatokrit* fiel in der Vergleichsgruppe während der Präparation von 39 auf 32% und während der beiden ersten Stunden des HVS auf 30%. Danach stieg er durch Hämokonzentration wieder auf den Ausgangswert von 39% an und blieb nach Reinfusion in dieser Höhe. Die Betarezeptorenblockade änderte nichts an diesem Verlauf.

Die mittlere arterielle *Kohlensäurespannung* lag in beiden Gruppen während der gesamten Untersuchungsperiode im Normbereich. Trotz gleicher Ausgangssituation und gleicher anästhesiologischer Technik sank die arterielle *Sauerstoffspannung* bei den Tieren ohne Betarezeptorenblockade während des frühen HVS deutlich (p = 0,2) und während der dritten und vierten Stunde des Schocks signifikant (p < 0,05) tiefer ab. Werte unter 100 mm Hg wurden in Gruppe A bei I, VI, VIII und XVII gemessen, der tiefste Wert war 40 mm Hg. In Gruppe B wurde der Partialdruck von 100 mm Hg bei XI und XV unterschritten, der tiefste Wert war 68 mm Hg. Die *Azidose* war in der Vergleichsgruppe in der ersten Stunde des HVS mit pH = 7,29 ± 0,03 signifikant deutlicher als unter Oxprenolol (pH = 7,4 ± 0,05) (p < 0,001). Im späteren Schockverlauf lagen die Werte in der Kontrollgruppe im Normbereich bei 7,37 nach Reinfusion bei 7,34, in der Gruppe mit Betablockade zwischen 7,32 und 7,33. Der niedrigste pH-Wert lag in Gruppe A bei 7,14, in Gruppe B bei 7,10. Zur Einstellung dieser Werte wurde in der Kontrollgruppe etwa doppelt so viel Natriumbikarbonat benötigt wie unter Betablockade, und zwar während der Präparation 20 mVal, während des HVS 41 mVal und während der Reinfusion 16 mVal pro Tier und Stunde. Die *Blutzuckerkonzentration* stieg während des HVS in der Plazebogruppe auf durchschnittlich 218 mg%, unter Betablockade auf 183 mg% an. Nach Reinfusion betrug sie in Gruppe A 174 mg% und in Gruppe B 115 mg% (p < 0,05). *Herzrhythmusstörungen* in Form ventrikulärer Extrasystolen traten in beiden Gruppen während der Herzpräparation und während des HVS auf, ohne daß quantitativ Unterschiede geprüft wurden. Bei einem Tier der unbehandelten Gruppe bestand während des HVS durch längere Zeit eine *ventrikuläre Bigeminie* mit dem Effekt eines *Pulsus pseudoalternans*. Durch die Anlage von Sonden an die A. coronaria kam es bei 3 von 4 unbehandelten und bei 1 von 2 behandelten Tieren zu letalem Kammerflimmern.

Tabelle 7. *Herzfrequenz, Dauer der Herzaktionsphasen (ms) und Zeitspannungsindex im hämorrhagischen Schock bei Kontrolltieren (A) und unter Betarezeptorenblockade (B). Abkürzungen: siehe 3.4.5.2.*

	A. x = 7 $\bar{x} \pm 1$ sd	B. x = 7 $\bar{x} \pm 1$ sd	p <
F	198,0 ± 31,0	130,0 ± 23,0	0,005
HA	311,7 ± 55,7	474,9 ± 84,7	0,005
S	214,0 ± 30,6	262,9 ± 42,3	0,05
ET	163,6 ± 35,0	174,3 ± 32,1	–
ID	55,7 ± 24,4	167,1 ± 61,8	0,001
TTI	1261,1 ± 140,2	882,1 ± 77,5	0,001

Die *Herzfrequenz* stieg während der Präparation und während des HVS in Gruppe A bis zu 280/min an. Dadurch wurde die isotone *diastolische Füllungsperiode* stark verkürzt. Durch Oxprenolol wurde der Anstieg der Herzfrequenz fast vollständig verhindert und damit auch die Verkürzung der Diastole (p < 0,001). Systolendauer und Austreibungszeit waren unter Betablockade geringfügig länger. Der Tension-time-Index lag unter Oxprenolol um 30% niedriger (p < 0,001) (Tab. 7). Die *Kontraktilität* (Tab. 8) zeigte unter den gewählten Versuchsbedingungen einen typischen Abfall von dp/dt während der hypovolämischen Periode, wobei sich behandelte und nichtbehandelte Gruppe nicht signifikant unterschieden. Nach Reinfusion stiegen die Werte wieder an, wobei unter Oxprenolol 98% und in der Kontrollgruppe 70% des Ausgangswertes erreicht wurden. Die Werte für dp/dt min. verliefen dem parallel.

Der *Herzindex* fiel bis zur vierten Stunde des HVS in der Vergleichsgruppe auf 34%, in der Therapiegruppe auf 30% des Ausgangs-

Tabelle 8. *Hämodynamische Messungen im hypovolämischen Schock bei Kontroll-Tiere;* * $= p < 0,05$; ** $= p < 0,02$; *** $= p < 0,005$.

		Präparation			HVS (Minuten)			
		1. Std.	2. Std.	n	30	n	60	n
PA.	A	107 ± 20	91 ± 12	7	41 ± 5	7	39 ± 7	7
	B	119 ± 20	87 ± 23	7	41 ± 5	7	40 ± 7	7
F.	A	123 ± 20	174 ± 37 *	7	235 ± 65 **	7	195 ± 37 **	7
	B	134 ± 23	133 ± 12 *	7	130 ± 17 **	7	132 ± 17 *	7
HI	A	2787 ± 1240	2202 ± 978	7	1349 ± 946	7	1179 ± 508	7
	B	3104 ± 1235	2528 ± 731	7	1368 ± 705	7	1247 ± 524	7
HI %	A	100	83 ± 22	7	46 ± 15	7	4 ± 14	7
	B	100	88 ± 18	7	44 ± 16	7	41 ± 13	7
SV	A	24 ± 13	13 ± 7	7	8 ± 6	7	6 ± 3	7
	B	25 ± 12	20 ± 7	7	11 ± 6	7	10 ± 4	7
dp/dt	A		2678 ± 1657	7	1277 ± 706	7	1082 ± 351	7
max	B		2318 ± 450	7	1139 ± 171	7	1157 ± 352	7
dp/dt	A		1991 ± 854	7	830 ± 325	7	643 ± 253	7
min	B		1807 ± 677	7	739 ± 184	7	686 ± 223	7
PZV	A	3,6 ± 2	3,7 ± 2	5	3,3 ± 1,7	5	3,8 ± 1,7 *	5
	B	2,7 ± 1,1	2,5 ± 1,3	6	2,2 ± 1,5	6	1,6 ± 1,2 *	6

wertes vor der Präparation des linken Ventrikels und stieg nach Volumenzufuhr in beiden Gruppen auf etwa 75% dieses Wertes an.

Die *Schlagvolumina* waren in Gruppe B durchwegs um etwa ein Drittel höher als in der Vergleichsgruppe. Diese Unterschiede waren zum Teil signifikant (p $<$ 0,05). Der enddiastolische Ventrikeldruck lag während des HVS in beiden Gruppen unter 5 mm Hg. Bei einem Tier der Gruppe B, das an Kammerflimmern verstarb, stieg er auf 10 mm Hg. Nach Reinfusion stieg er in Gruppe A auf 6 ± 4,1 gegenüber 2,5 ± 0,5 in Gruppe B. Auch der *zentralvenöse Druck* war in Gruppe B niedriger, in beiden Gruppen im Normbereich. Abb. 9 zeigt anhand der Aortendurchflußkurve und der Druckkurve des linken Ventrikels einen Pulsus alternans bei Experiment VIII der Gruppe A mit *Azidose* und Hypoxie. Die Korrektur der Azidose mit Natriumbikarbonat steigerte zunächst Druck- und Auswurfleistung, nach etwa 3 Minuten wurde der Pulsus alternans behoben.

tieren (A) und unter Betarezeptorenblockade (B). n = Anzahl der untersuchten Abkürzungen: siehe Kapitel 3.4.5.2.

90	n	120	n	150	n	180–210	n	nach beendeter Reinfusion	n
41 ± 3	6	38 ± 5	6	38 ± 5	4	37 ± 4	4	70 ± 8	6
40 ± 5	6	39 ± 5	6	38 ± 6	4	38 ± 5	4	74 ± 17	4
211 ± 42 *	6	211 ± 37 *	6	226 ± 32 *	4	226 ± 32 *	4	186 ± 30 *	6
129 ± 26 *	6	128 ± 29 *	6	130 ± 32 *	4	131 ± 28 *	4	130 ± 41	4
1201 ± 489	6	1125 ± 541	6	798 ± 139	4	782 ± 182	4	1872 ± 611	6
1015 ± 296	6	897 ± 442	6	888 ± 216	4	916 ± 373	4	2000 ± 380	4
44 ± 10	6	39 ± 4	6	36 ± 11	4	34 ± 12	4	73 ± 26	6
34 ± 9	6	30 ± 12	6	33 ± 11	4	30 ± 6	4	74 ± 24	4
6 ± 3	6	6 ± 3	6	4 ± 1	4	4 ± 1	4	11 ± 5	6
9 ± 3	6	8 ± 4	6	7 ± 2 *	4	8 ± 5	4	17 ± 7	4
1089 ± 300	6	994 ± 206	6	1085 ± 327	4	972 ± 290	4	1876 ± 531	6
1158 ± 275	6	1125 ± 280	6	1031 ± 311	4	1069 ± 417	4	2263 ± 463	4
571 ± 208	6	540 ± 212	6	609 ± 315	4	605 ± 261	4	1377 ± 579	6
775 ± 351	6	700 ± 396	6	813 ± 480	4	788 ± 498	4	1763 ± 823	⌐
4,1 ± 1,8	5	3,7 ± 2	5	3,9 ± 2,1	4	3,4 ± 1,7	4	4,4 ± 1,3	5
2,3 ± 1,2	6	2,8 ± 1,1	6	1,9 ± 0,6	4	2,3 ± 1,1	4	3,8 ± 0,4	4

Abb. 10 zeigt, daß die Korrektur der Azidose, die hier geringer ausgeprägt war, auch unter Betarezeptorenblockade Druckentwicklung, dpt/dt max., dp/dt min. und Aortendurchfluß erhöht.

Die Abnahme des linksventrikulären Druckes und des Schlagvolumens nach Eintritt des Pulsus regularis in Abb. 9 beruht auf dem Frank-Starlingschen Mechanismus. Mit der effizienten Auswurfleistung bei jeder Kontraktion nahmen der enddiastolische Druck und das enddiastolische Volumen ab. Wie Abb. 11 zeigt, bleibt dieser heterometrische *Autoregulationsmechanismus* auch unter Oxprenolol erhalten. Die Zunahme der diastolischen Ventrikelfüllung bei Reinfusion steigert Inotropie, Druckentwicklung und Auswurfmenge.

Abb. 12, die in unmittelbarer Fortsetzung von Abb. 11 aufgezeichnet wurde, zeigt, daß unter Betarezeptorenblockade mit insgesamt 10,8 mg Oxprenolol die *postextrasystolische Potenzierung* bestehen bleibt. Die Schlagfolge wurde fortlaufend registriert. Die Änderung im

Ausschlag der R-Zacke ist durch respiratorische Schwankungen zu erklären.

Pathologisch anatomisch wurden subendokardiale Blutungen in Gruppe A häufiger gefunden. Sie waren wesentlich großflächiger als in der Therapiegruppe (Tab. 9). Ischämische Bezirke, makroskopisch als Abblassungen erkennbar, waren in beiden Gruppen bei einer Schockdauer von mehr als 2 Stunden vorhanden.

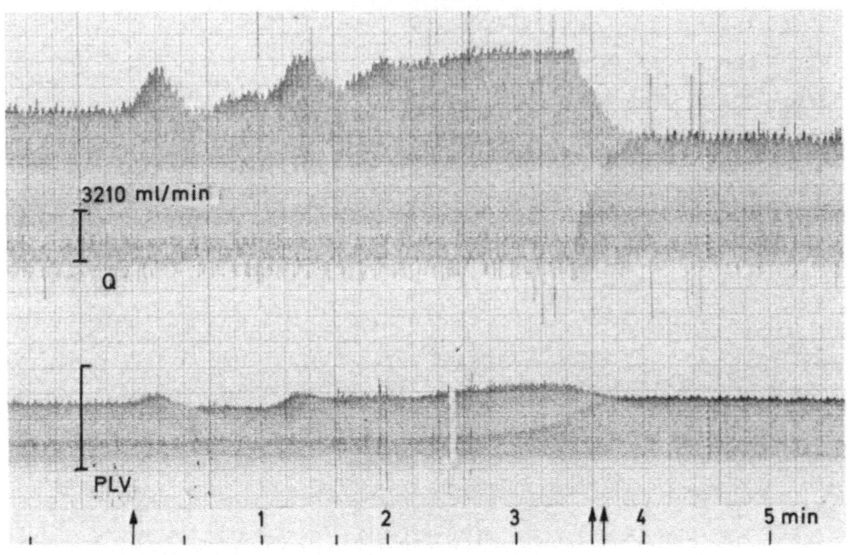

Abb. 9. Azidosekorrektur im hämorrhagischen Schock des Hundes
Vorher: pH = 7,13, BE = −13, pCO_2 = 41 mm Hg, pO_2 = 58 mm Hg, Pulsus alternans. Bei ↑: 60 mVal Natriumbikarbonat intravenös. Bei ↑↑: Pulsus regularis. Nach 10 Minuten: pH = 7,26,   BE = −1,5, pCO_2 = 62 mm Hg, pO_2 = 42 mm Hg, Q = Aortendurchfluß, PLV = Druck im linken Ventrikel, Eichung = 100 mm

Histologisch fanden sich subendokardiale Nekrosen am häufigsten im hinteren Papillarmuskel. Allgemein nahm die Häufigkeit mit der Schockdauer zu. Nach einer zweistündigen Dauer des HVS überwogen kolbige Auftreibungen an den Zellgrenzen mit intensiverer Färbung (Abb. 13 a). Bei längerer Schockdauer nahm die Häufigkeit von schollig zerfallenden Myofibrillen und Myozytolysen zu (Abb. 13 b). Ein Tier der Kontrollgruppe wies in der Vorderwand eine polymorphonukleäre leukozytäre Infiltration im Sinne der reaktiven Infarktphase auf (Abb. 14). Die massivsten Veränderungen, die in der Therapiegruppe gefunden wurden, sind in Abb. 15 dargestellt. Einen quantitativen Überblick gibt Tab. 9. Die Unterschiede in der Ausprägung subendokardialer Nekrosen zwischen Oxprenolol- und Vergleichsgruppe waren

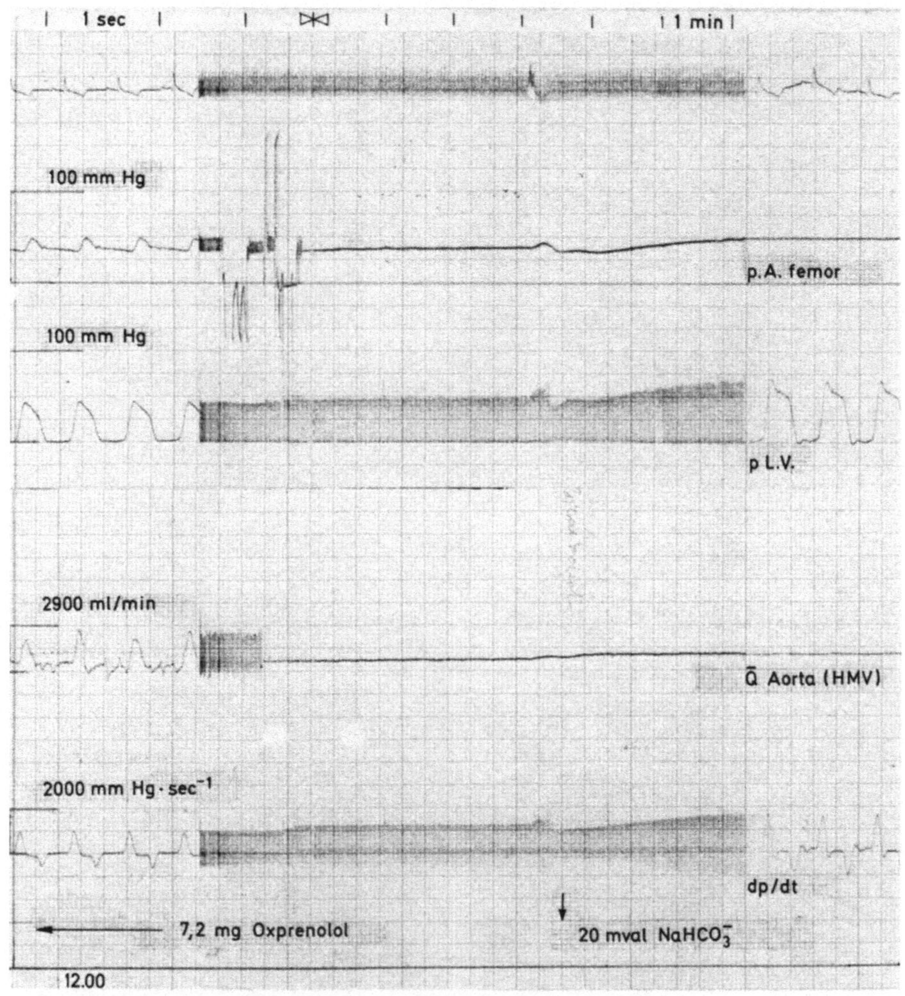

Abb. 10. Positiv inotrope Wirkung von Natriumbikarbonat bei Azidose im hämorrhagischen Schock des Hundes bei Betarezeptorenblockade (pH = 7,31, BE = −5, pO_2 = 139 mm Hg). Abkürzungen siehe 3.4.5.2.

signifikant ($p < 0,05$). Proportional der Nekrosendichte bestand ein interstitielles Ödem, das quantitativ nicht beurteilt wurde.

3.4.5.4. Diskussion

Die hämodynamischen Auswirkungen des Blutungsschocks wurden zuerst von Wiggers (1947) genauer untersucht. Bedingt durch die

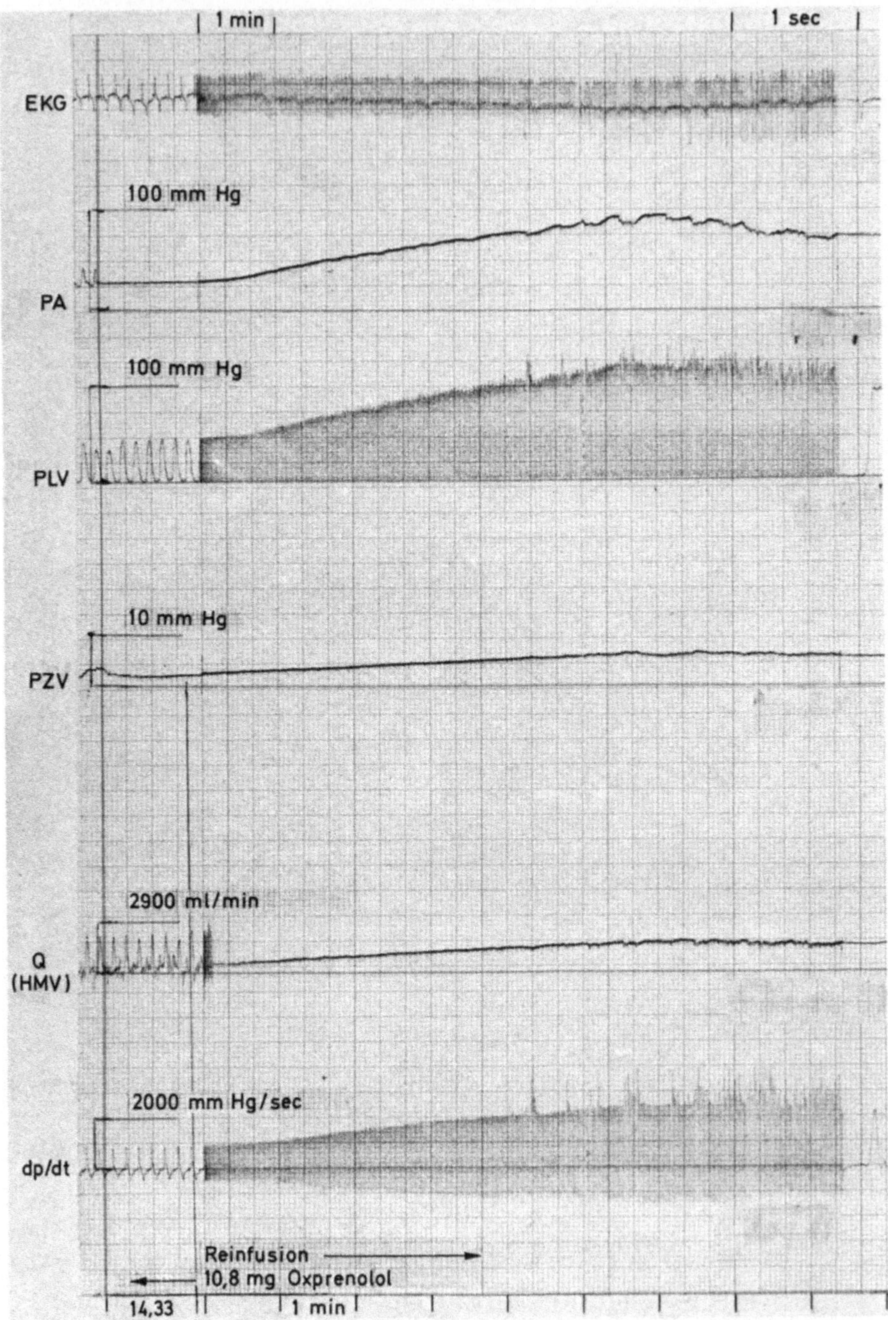

Abb. 11. Wirkung der Reinfusion des entnommenen Blutes nach dreieinhalb Stunden Schockdauer unter Betarezeptorenblockade. (Abkürzungen siehe 3.4.5.2.)

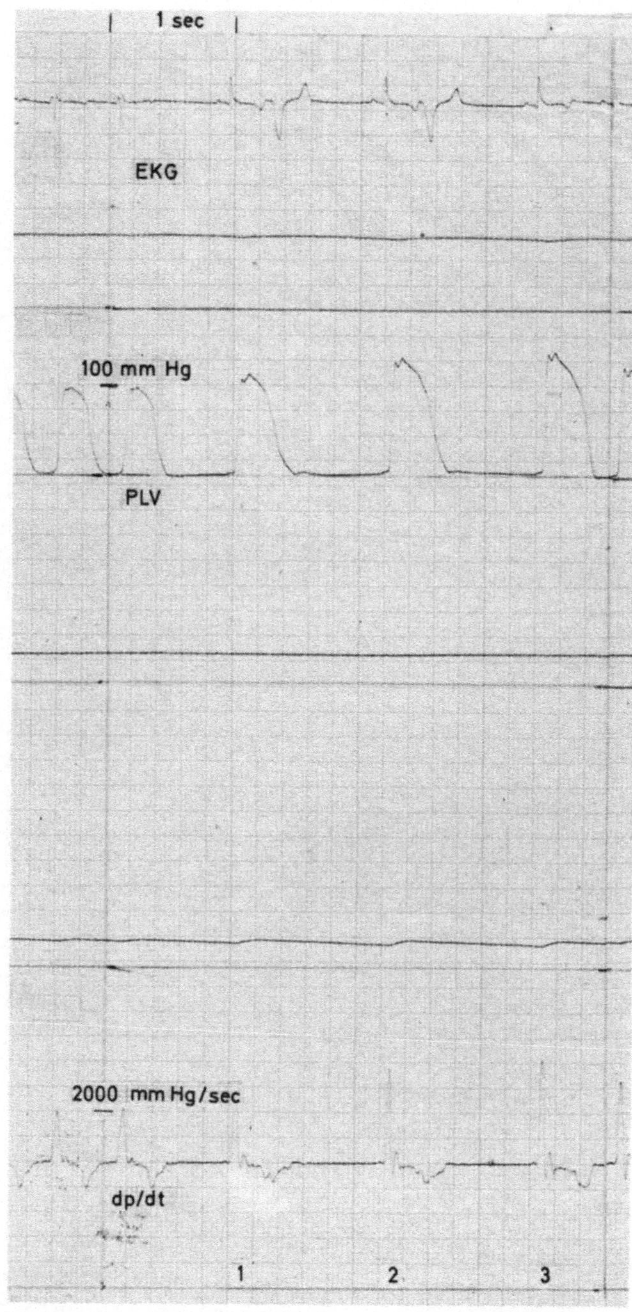

Abb. 12. Steigerung von Blutdruck und dp/dt max. durch Verlängerung der Diastole (*1*) und postextrasystolische (*2, 3*) Potenzierung unter Betarezeptorenblockade. (Aufzeichnung unmittelbar nach Abb. 11, Experiment XVI)

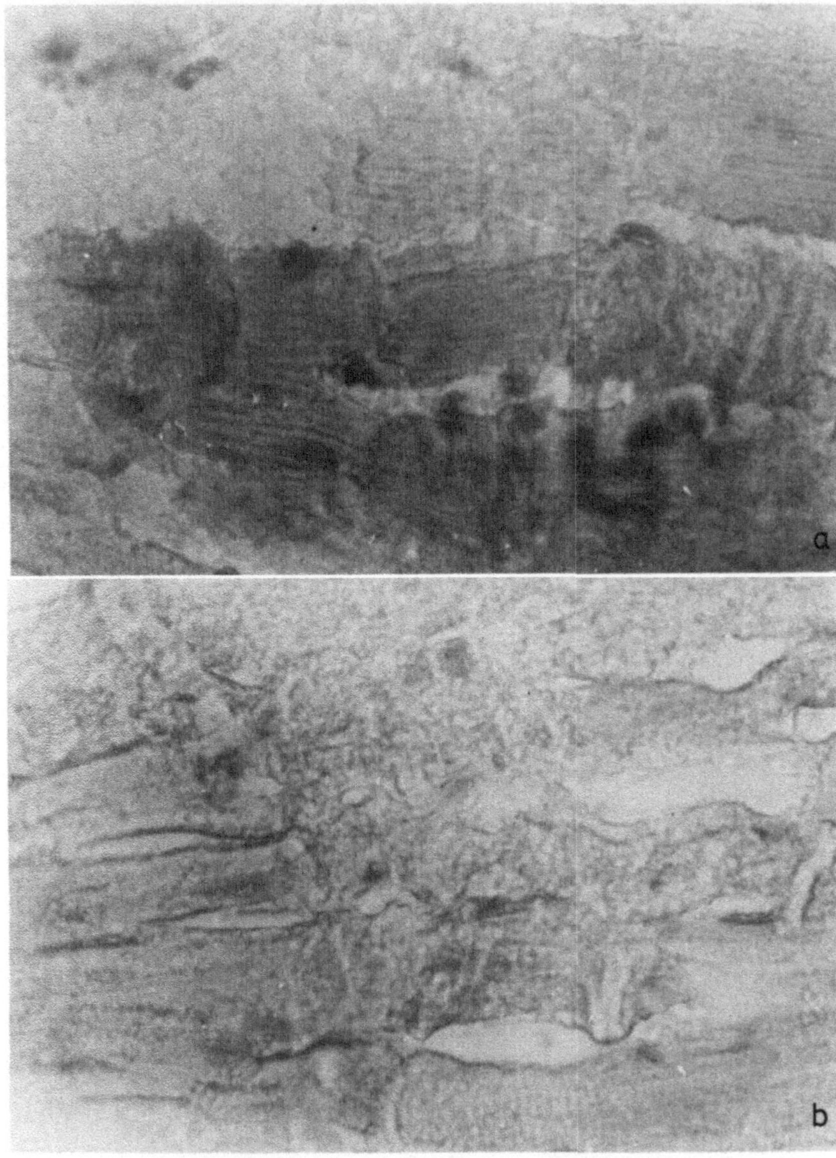

Abb. 13. Subendokardiale Nekrosen nach 180 Minuten Schockdauer (Gruppe A, Wein-
steinsäure-, Kresylechtviolett-Einschlußfärbung, 1 : 400)
Oben: *a* Endständig kolbige Auftreibungen. Strukturverdichtung und beginnender schol-
liger Zerfall in der Umgebung der Glanzstreifen. Myofibrilläre Struktur weitgehend erhalten (XIV, Vorderwand). Unten: *b* Ausgedehnt schollig-nekrotischer Zerfall der Muskelfasern. Myozytolyse. (XIII, Papillarmuskel)
(Abb. 13–15 aus: Vormittag et al., 1978, mit freundlicher Genehmigung des Steinkopff-
Verlags)

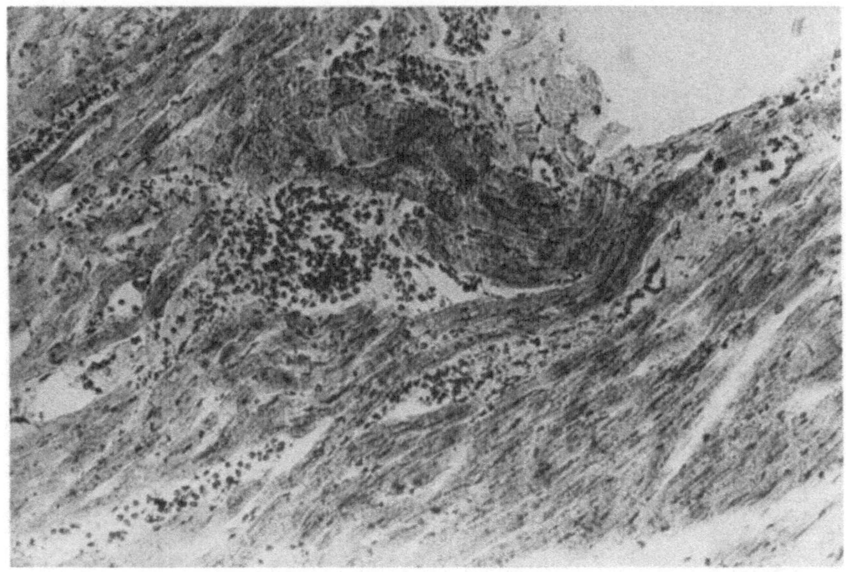

Abb. 14. Subendokardiale Nekrose mit polymorphonukleärer Infiltration. Gruppe A.,
XIV, Vorderwand (1:100)

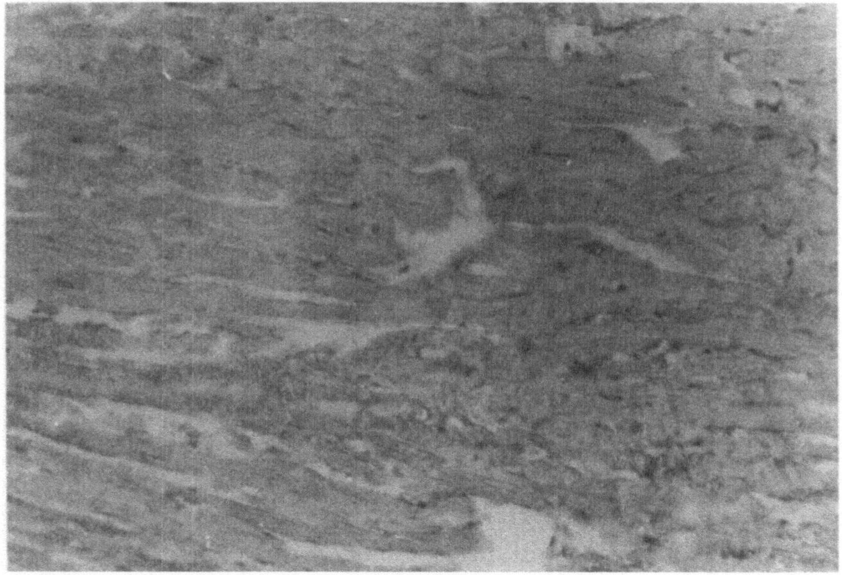

Abb. 15. Ausgeprägteste Veränderungen (Grad 4) unter Betarezeptorenblockade. XI,
Papillarmuskel, 1:100

Tabelle 9. *Subendokardiale Nekrosen (Grade 1 bis 6) in der Vorderwand (VW), Hinterwand (HW) und im hinteren Papillarmuskel (PAP) des linken Ventrikels, subendokardiale Blutungen (SEB) und Letalität (†) bei Vergleichstieren (A) und bei Betablockade (B) im hypovolämischen Schock des Hundes. Aus: Vormittag et al., 1978, mit freundlicher Genehmigung des Steinkopff Verlags*

Schockdauer (Minuten)	A						B					
	Nr.	Nekrosen				SEB	Nr.	Nekrosen				SEB
		VW	HW	PAP	Summe			VW	HW	PAP	Summe	
90	I (†)	1	2	–	3	großflächig	IV (†)	–	–	–	–	–
120	II	2	–	–	2	–	V (†)	1	–	–	1	minimal
	VII	1	–	1	2	–	X (†)	–	–	–	–	–
≧ 180	VIII	–	–	6	6	–	IX	1	1	2	4	–
	XIII	2	4	6	12	–	XI	2	2	4	8	–
	XIV	6	–	6	12	großflächig	XV	–	–	1	1	minimal
	XVII	2	4	6	12	großflächig	XVI	–	3	3	6	–

Hypovolämie und durch die Abnahme des venösen Rückstroms, sinken entsprechend den Gesetzen von Frank und Starling Herzzeitvolumen, Schlagvolumen, Blutdruck, dp/dt max. und dp/dt min. bei gleichzeitiger Zunahme der Herzfrequenz. Bei längerer Dauer des Schockzustandes tritt eine irreversible Schädigung des Herzens ein. In der vorliegenden Untersuchung ist dieser Zeitpunkt nach etwa 2 Stunden anzunehmen. Die Myokardschädigung zeigt sich dadurch, daß nach Wiederauffüllung des Kreislaufs nur vorübergehend eine normale Auswurfleistung erreicht werden kann und dies nur durch eine Steigerung des enddiastolischen Volumens und Druckes. Dieser Zustand wird begrenzte Zeit aufrechterhalten. Nach 30 Minuten wird die Insuffizienz manifest, das heißt, auch bei erhöhter diastolischer Ventrikelfüllung wird kein normales Schlagvolumen erreicht. Schließlich verläuft der Schock trotz Wiederauffüllung mit Abnahme von Herzfrequenz, Druck und Auswurfmenge letal.

Ob die pathophysiologischen Mechanismen, die diesen Verlauf bestimmen, primär kardiale oder periphere Angriffspunkte besitzen, ist bis heute, nach einer etwa hundertjährigen Diskussion, nicht endgültig geklärt. Pathologisch-anatomisch können nach einer längerdauernden Hämorrhagie regelmäßig subendokardiale Blutungen, disseminierte Nekrosen und ultrastrukturelle Veränderungen im Sinne einer Hypoxie nachgewiesen werden. Die Nekrosen liegen vor allem im subendokardialen Bereich (Hackel und Goodale, 1955). Durch histochemische und elektronenmikroskopische Untersuchungen unterschieden die Autoren von den Nekrosen die sogenannten „zonal lesions“, die für den hypovolämischen Schock charakteristisch sein sollen (Martin und Hackel, 1963; Martin et al., 1964). Diese Veränderungen werden als reversibel angesehen (Hackel et al., 1974). Die Weinsteinsäure-Kresylechtviolett-Färbung erfaßt sowohl Fasern mit erhaltener myofibrillärer Struktur, doch kolbigen Auftreibungen und Sarkoplasmaverklumpungen im Sinne der „zonal lesions“, wie auch Myozytolysen (Holczabek, 1970). Die Tatsache, daß bei kürzerer Schockdauer vor allem die ersteren, bei längerer Dauer vermehrt Zellen mit nekrotischem Strukturverlust gefunden wurden, läßt die histologischen Veränderungen im hämorrhagischen Schock als *koagulative Myozytolysen* (Baroldi, 1975) erklären: Kontrakturen in Fasersegmenten nahe der Zellgrenze bilden die „zonal lesions“ als frühe, vielleicht reversible morphologische Veränderung. Angrenzende Segmente werden überdehnt, die Myofibrillen zerstört, bis schließlich das Endstadium der Myozytolyse erreicht wird. Koagulative Myozytolysen entstehen in typischer Weise unter erhöhtem Katecholamineinfluß. Das gesamte Spektrum ihrer morphologischen Veränderungen war mit derselben Färbetechnik auch bei der *postoperativen* Herzinsuffizienz beziehungsweise Koronarinsuffizienz nachweisbar

(Abb. 7, 8, Kapitel 2.2.4.). Ebenso wie dort geht auch beim hämorrhagischen Schock die Zunahme der Nekrosen mit einer Abnahme der Myokardfunktion einher. Wie aus Tab. 9 hervorgeht, steigt die Häufigkeit der subendokardialen Nekrosen deutlich in der dritten Stunde des HVS, also mit dem Zeitpunkt seiner Irreversibilität.

Wenngleich ein quantitativer Zusammenhang zwischen disseminierten Nekrosen und der Abnahme der Myokardfunktion bisher nicht festgestellt wurde – und auch aus der vorliegenden Untersuchung nicht abgeleitet werden kann –, legt der nachgewiesene Funktionsverlust ischämisch geschädigter Myokardbezirke (Hermann et al., 1967 a, b) einen solchen immerhin nahe.

Folgende Veränderungen im hämorrhagischen Schock kommen als Ursachen der funktionellen und strukturellen Myokardschädigung in Betracht.

Aus dem Blutverlust resultiert eine *Sauerstoffschuld* des gesamten Organismus (Crowell und Smith, 1964). Obwohl aus der Laktatkonzentration des arteriellen und venösen Koronarblutes auch nach längerer Schockdauer nicht auf hypoxische Stoffwechselverhältnisse geschlossen werden kann, ist es wahrscheinlich, daß der Sauerstoffmangel eine wesentliche Komponente der myokardialen Schädigung im HVS darstellt. Die Untersuchung des Mischblutes im Koronarsinus erscheint nicht geeignet, die Hypoxie in umschriebenen myokardialen Regionen zu erfassen. Indirekt läßt die Bedeutung der arteriellen Sauerstoffspannung im Schock für die Ventrikelfunktion (Lee und Downing, 1974) und für die Entstehung subendokardialer Nekrosen (Ratliff et al., 1967) auf eine ischämische Schädigung des Myokards im hämorrhagischen Schock schließen. Auch die Hemmung der Nekrosenentstehung durch die Betarezeptorenblockade mit Senkung des Sauerstoffbedarfs spricht für diese Annahme.

Hervorragende Bedeutung für die Herzfunktion (Siegel und Downing, 1970 a und b) und wohl auch für die Nekrosenentstehung im Schock hat die *Koronarperfusion*, die proportional dem Aortendruck und der Diastolendauer abnimmt (Gregg, 1950). Eine Zunahme des äußeren koronaren Widerstandes ist im Schock durch eine Erhöhung der Wandspannung, eine Torsion der Gefäße bei schlechter Ventrikelfüllung und ein zelluläres und interstitielles Ödem möglich (Carlson et al., 1976).

Durch den Sauerstoffmangel entwickelt sich im Blutungsschock eine *metabolische Azidose*.

Wasserstoffionen besitzen eine stark negativ inotrope Wirkung (Regan et al., 1976), die durch Hypoxie, koronare Minderperfusion und Betarezeptorenblockade verstärkt wird (Lee und Downing, 1974; Rocamara und Downing, 1969; Siegel und Downing, 1970 a). Auch unter Betarezeptorenblockade erhöht die Korrektur der Azidose die herabgesetzte Ventrikelfunktion (Rocamara und Downing, 1969; Abb. 10).

Die adrenale *Katecholaminsekretion* ist im HVS auf das 13- bis 20fache des Normalen erhöht (Walker et al., 1959). Ein erhöhter Sympathikotonus wurde auch von Glaviano und Klouda (1965), Hall und Hodge (1971) und Zetterström et al. (1964) während der hypovolämischen Phase und nach Reinfusion nachgewiesen. Mit zunehmender Schockdauer spricht das Herz jedoch immer schlechter auf Katecholamine an (Glaviano und Klouda, 1965). Wie in Kapitel 3.4.4. erwähnt, besitzen Katecholamine in höheren Dosen eine kardiotoxische Wirkung. Dieser Effekt ist im hämorrhagischen Schock wesentlich stärker, so daß schon Dosen, die nahe am therapeutischen Bereich liegen, ultrastrukturelle Veränderungen erzeugen (Hiott, 1969).

Die Rolle, die die Katecholamine im hämorrhagischen Schock spielen, erscheint demnach zwiespältig. Zunächst schützt ihre massive adrenale und lokale Ausschüttung das Herz vor den kardiodepressiven Einflüssen der Azidose, der Hypoxie und der Plasmaproteine mit negativ inotroper Wirkung (Lefer, 1970). Dies erfolgt jedoch auf Kosten der myokardialen Reserven an gespeicherter Energie. Bei einem Abbau von über 50 % der ATP-Reserven und über 80 % des gespeicherten Kreatinphosphats ist die zur Aufrechterhaltung der Zellstruktur erforderliche Energie nicht mehr vorhanden, und die Nekrose setzt mit dem Zerfall der Mitochondrien und der Myofibrillen ein (Fleckenstein et al., 1974).

Hackel und Goodale (1955) sowie Regan et al. (1965) schrieben den hohen Katecholaminkonzentrationen im Schock eine maßgebliche Bedeutung an der Ausbildung subendokardialer Nekrosen zu. Daher erscheint die Erschöpfung der Nebennieren als Ursache des terminalen Herzversagens weniger wahrscheinlich als vielmehr, daß ein erschöpfter Herzmuskel auf den adrenergen Antrieb nicht mehr ansprechen kann.

Durch die *Betarezeptorenblockade* ist es möglich, das Herz von den pathogenetischen Einflüssen des Schockgeschehens an verschiedenen Angriffspunkten abzuschirmen. Wie die vorliegenden Ergebnisse zeigen, kommt der Hemmung des exzessiven Anstiegs der Herzfrequenz die größte Bedeutung zu. Die direkte Folge davon ist die Senkung des Sauerstoffverbrauchs um 30 %, gemessen am Tension-time-Index. Zweitens folgt daraus eine bessere Koronardurchblutung durch die Verlängerung der diastolischen Füllungszeit. Der adrenalinbedingte Sauerstoffverbrauch wird auch am nichtschlagenden Herzen durch Betarezeptorenblockade gesenkt (Hauge und Øye, 1966). Die Tatsache, daß die Senkung des Sauerstoffverbrauchs, die Verlängerung der Diastole und die Verhütung subendokardialer Nekrosen die ausgeprägtesten Effekte von Oxprenolol waren, macht einen Kausalzusammenhang zwischen diesen Phänomenen wahrscheinlich. Aus der signifikanten und auch von anderen Autoren nachgewiesenen (Zierott, 1971) Hemmung des Blutzuckeranstiegs durch Oxprenolol ist auf eine Schonung der myokardialen Glykogenspeicher zu schließen. Dadurch und durch die gleichzeitige Senkung des Sauerstoffverbrauchs könnte die geringere Azidoseneigung, die unter Betablockade bestand, erklärt werden. Die bessere Ventrikelfüllung ohne nennenswerten diastolischen Druckanstieg unter Betablockade könnte die erwähnte Torsion der Koronargefäße und eine mechanische Entstehungsursache der „zonal lesions" (Martin et al., 1969) verhindern, die Milderung der Ischämie das kapillarstenosierende Ödem.

Betablocker hemmen den überschießenden katecholamininduzierten und kardiotoxischen Einstrom von ionisiertem Kalzium in die Zelle (Lehr, 1969).

In den vorliegenden Experimenten wurde unter *Betablockade* eine nichtsignifikante Verlängerung der Systolendauer und Austreibungszeit, keine Senkung von dp/dt max. gegenüber dem spontanen Verlauf festgestellt. Das Herzzeitvolumen wurde durch größere Schlagvolumina aufrechterhalten. Reinfusion, Azidosekorrektur und postextrasystolische Potenzierung waren unter Betarezeptorenblockade ebenso kontraktilitätssteigernd wie bei spontanem Schockverlauf. Nur bei einem von sieben Tieren stand ein bradykardes Herzversagen möglicherweise mit der Betarezeptorenblockade in Zusammenhang. Daraus läßt sich auf eine im Vergleich zur negativen Chronotropie nur sehr geringfügige, durch die nicht optimal genaue dp/dt-Bestimmung bei externen Druckabnehmern nicht nachweisbare Senkung der Inotropie durch Oxprenolol im hämorrhagischen Schock schließen. Zur Erklärung hiefür kann die Verbesserung der myokardialen Energiebilanz dienen, die schließlich auch in der signifikanten Hemmung der myokardialen Nekrosen zum Ausdruck kam. Ferner ist anzunehmen, daß die sympathikomimetische Eigenwirkung von Oxprenolol einer wesentlichen Kontraktilitätshemmung entgegenwirkt. Dieses günstigere pharmakologische Wirkungsspektrum, die Verhinderung der Azidose und der Herzfrequenzerhöhung während des Schocks erklären zusammen, daß im Gegensatz zu anderen Untersuchungen bei den hier beschriebenen Experimenten keine nennenswerte Verschlechterung der Herzfunktion bei signifikanter Hemmung der Nekrosenentstehung durch die Betarezeptorenblockade im hämorrhagischen Schock eintrat.

Ähnliche günstige Ergebnisse erzielten Prys-Roberts et al. (1976) mit Practolol im Vergleich zu Propranolol an narkotisierten Hunden mit induziertem Myokardinfarkt und Entzug von 25% des Blutvolumens. Propranolol senkte Frequenz, Inotropie und Herzzeitvolumen, Practolol dagegen nur die Herzfrequenz. Das Herzminutenvolumen wurde durch eine signifikante Zunahme des Schlagvolumens, unseren Resultaten vergleichbar, aufrechterhalten.

Die kompensatorische Erhöhung des Schlagvolumens wurde am Menschen nach Verhinderung der Belastungstachykardie durch Atenolol und Timolol – „kardioselektive" Blocker ohne ISA – und das dem Oxprenolol verwandte Alprenolol von verschiedenen Arbeitsgruppen gefunden (Zilcher et al., 1978). Wie diese in bestimmten Situationen entscheidende Wirkung zustande kommt, wurde bisher nicht geklärt.

Im Hinblick auf die *klinische Fragestellung* sprechen die vorliegenden experimentellen Ergebnisse – soweit Schlüsse vom Tiermodell auf den Menschen zulässig sind – dafür, daß die Vorbehandlung mit Betarezeptorenblockern mit dem Wirkungsspektrum des Oxprenolols bei mäßigen Blutverlusten – besonders bei koronarer Herzkrankheit – keine zusätzliche Gefährdung darstellt, sondern im Gegenteil sogar kardioprotektiv wirken kann.

3.4.6. Gefahren, Nebenwirkungen und Kontraindikationen

Das Hauptziel der medikamentösen Betarezeptorenblockade ist immer die Verbesserung der Sauerstoffbilanz von Myokardbezirken, die durch absolute oder relative Hypoxie gefährdet sind. Nach der Besprechung der möglichen günstigen Wirkungen der Betablockade in dieser Richtung ist hervorzuheben, daß die zu hoch dosierte Medikation auch zu gegenteiligen Effekten führen kann. Ein zu starker Abfall des arteriellen Blutdrucks durch die *negativ inotrope* Wirkung eines kardiodepressiven Blockers oder auch durch die spezifische Ausschaltung des minimalen erforderlichen adrenergen Tonus kann die Koronarperfusion empfindlich beeinträchtigen. Die Verminderung der Auswurfleistung kann zu einem Anstieg des enddiastolischen Druckes führen. Dadurch sinkt die Durchblutung, und der myokardiale Sauerstoffverbrauch nimmt gleichzeitig zu. Eine zu starke Senkung der *Herzfrequenz* kann die kardiale Insuffizienz weiter verstärken. Nach den kardiodepressiven Effekten ist als unerwünschte Nebenwirkung die Auslösung des *Bronchospasmus* durch die Blockade der Beta-2-Rezeptoren anzuführen (McNeill und Ingram, 1966). Sie ist bei Propranolol stärker als bei Blockern mit sympathikomimetischer Eigenwirkung ausgeprägt und bei „kardioselektiven" Beta-1-Blockern kaum zu befürchten.

Als Folge des verminderten Herzzeitvolumens kann unter Betablockade eine zerebrale Dekompensation auftreten. Doch auch unabhängig davon treten durch eine direkte Wirkung am zentralen Nervensystem gelegentlich *neurologische* Störungen, wie Depressionen, Schlaflosigkeit, Alpträume, Halluzinationen, Sehstörungen und toxische Psychosen, auf. Klinisch bedeutsam ist eine leichte Tendenz zur *Flüssig-*

keitsretention unter Betablockade. Der durch die Hemmung der Reninsekretion bewirkte kaliumsparende Effekt mancher Blocker ist klinisch meist von Vorteil. Die Hemmung der Glykogenolyse kann zur Hypoglykämie beitragen, wenn diese Möglichkeit bei der Insulineinstellung von Diabetikern nicht berücksichtigt wird. Dabei ist zu bedenken, daß der Glukosemangel unter Betarezeptorenblockade symptomarm toleriert wird und dadurch schwerer zu erkennen ist. Tödliche Zwischenfälle wurden in einer Sammelstatistik von etwa 2000 Patienten in 3 Fällen als wahrscheinlich und in 11 Fällen als eventuell auf die Therapie mit Propranolol zurückgeführt (Stephen, 1966).

Lebensbedrohliche Nebenwirkungen, und zwar Bradykardie mit Schock, Lungenödem, kompletter AV-Block und Bradykardie mit Angina pectoris, wurden unter Propranolol bei 8 von 268 hospitalisierten Patienten gefunden (Greenblatt und Koch-Weser, 1973). Leichtere Nebenwirkungen traten bei 17 Patienten auf. Kein Fall verlief letal. Demnach ist bei hospitalisierten Patienten in etwa 3% mit schwereren Nebenwirkungen von Propranolol zu rechnen, bei Betablockern mit einer größeren therapeutischen Breite, wie Pindolol, Oxprenolol und Metoprolol, mit einer geringeren Häufigkeit.

Zur Senkung der Komplikationsrate ist die Anpassung der Dosierung der meisten Betablocker an die Nierenfunktion erforderlich, da die Ausscheidung der Metaboliten zu etwa 90% renal erfolgt. Die richtige Dosierung ist durch die Pulsfrequenz einfach zu kontrollieren. Die negativ inotrope Wirkung ist durch Digitalisglykoside auszugleichen, die gelegentliche leichte Flüssigkeitsretention durch Kombination mit Diuretika.

Zur Frequenzsteigerung bei unerwünschter Bradykardie ist Atropin meist wirksam. Die Blockade des Rezeptors ist auch durch Glukagon (Avenhaus et al., 1971) zu umgehen. Unter kontrollierten Bedingungen kann die spezifische Wirkung der Betarezeptorenblocker durch Betasympathikomimetika kompetitiv behoben werden.

Am wirksamsten werden Komplikationen durch eine richtige Indikationsstellung, die Beachtung von bestehenden und die Wahrnehmung von neuauftretenden Kontraindikationen vermieden. Betarezeptorenblocker sind indiziert, wenn ein unnötig hoher Sympathikotonus besteht oder zu erwarten ist. Absolute Kontraindikationen sind das „sick-sinus"-Syndrom, AV-Blockierungen II. und III. Grades, die digitalisrefraktäre bradykarde Herzinsuffizienz, die Bradykardie von < 50 ± 5/min, kardiogene Hypotonie und kardiogener Schock und pulmonale Hypertonie. Als relative Kontraindikationen sind das Asthma bronchiale und andere Atemwegserkrankungen anzuführen, ferner die Medikation mit MAO-Hemmern und gleichzeitige Einflüsse von Faktoren, die die kardiodepressive Wirkung verstärken, wie die metabolische Azidose und negativ inotrop wirksame Pharmaka, zum Beispiel gewisse Anästhetika. Hier sind bei bestehender Indikation für eine Betarezeptorenblockade Substanz und Dosierung sorgfältig zu wählen und die Wirkung zu kontrollieren.

Überblickt man die klinische Entwicklung in der Therapie mit betablockierenden Substanzen seit der Einführung des Propranolols, muß man feststellen, daß immer mehr Indikationsgebiete dieser Therapie erschlossen und immer mehr Patienten, klinisch wie ambulant, ihr zugeführt werden. Dies ist nicht nur durch die Entwicklung von Substanzen mit unterschiedlichem Wirkungsprofil, wodurch eine differenzierte Anwendung mit Anpassung an verschiedene Indikationsgebiete ermöglicht wird, zu erklären. Es spricht auch dafür, daß die Gefahren der Betarezeptorenblockade anfangs überschätzt wurden.

Dies gilt noch heute für die Anwendung von Betablockern in der Chirurgie. Wie in den folgenden Kapiteln gezeigt werden soll, gibt es aber besonders in der perioperativen Periode Indikationsbereiche, in welchen koronar und kardial gefährdeten Patienten durch die prophylaktische und therapeutische Anwendung von Betarezeptorenblockern entscheidend geholfen werden kann.

3.4.7. Betarezeptorenblocker in der Chirurgie

3.4.7.1. Literaturübersicht

Die Anwendung der Betarezeptorenblockade in der Chirurgie kann in der präoperativen Vorbereitung, in der intraoperativen Verabreichung während der Anästhesie und in der postoperativen Phase erfolgen.

Zur Prämedikation wird sie bei der hyperthyreoten Struma eingesetzt (Höfer et al., 1968), in Kombination mit Alphablockern beim Phäochromozytom (De Blasi, 1966).

In der Kieferchirurgie werden Betablocker mit dem Lokalanästhetikum kombiniert, um die Kreislaufeffekte des Vasokonstriktors und der endogenen Katecholamine zu verhindern (Machtens und Tetsch, 1969).

Intraoperativ ist die Wirkung negativ inotroper Anästhetika, wie vor allem Äther und Chloroform, zu berücksichtigen, die durch die Betarezeptorenblockade unter Umständen verstärkt wird. Wenn in tiefer Narkose eine metabolische Azidose besteht, führt die Ausschaltung des Sympathikotonus ebenfalls zur Abnahme der Herzfunktion. Dagegen ist bei einer zu leichten Narkose und bei intraoperativ auftretender Hypovolämie die adrenerge Aktivität gesteigert. Mit fallender Intensität in der angeführten Reihe sensibilisieren Anästhetika das Herz für die arrhythmogenen Eigenschaften der Katecholamine: Trichloräthylen,

Äthylchlorid, Zyklopropan, Halothan, Chloroform, Methoxyfluran und Fluoroxin (Katz und Epstein, 1968). Dadurch werden beim prädisponierten Patienten bedrohliche Rhythmusstörungen ausgelöst, die auf Betarezeptorenblockade gut ansprechen (Gettes, 1970; Johnstone, 1970).

Prys-Roberts et al. (1973) fanden bei Hypertonikern unter Halothannarkose nicht nur eine signifikante Hemmung von Rhythmusstörungen, sondern auch geringere Zeichen von Myokardischämie, geringere Schwankungen der Herzfrequenz und des Blutdrucks bei der Intubation und eine günstige Beeinflussung der Gesamtfunktion des Herzens durch die Betarezeptorenblockade mit Practolol. Nachgewiesen wurde die antiarrhythmische Wirkung unter Anästhesie auch bei Hypothermie (Finlay und Dykes, 1967) und in der Herzchirurgie (McClish et al., 1970). Eigene Untersuchungen (Euler-Rolle et al., 1978) zeigten, daß die Toleranz der Ganzkörperhyperthermie in der Onkotherapie durch die Streßabschirmung des Herzens mit dem Betarezeptorenblocker Pindolol entscheidend verbessert wird.

Über ungünstige Erfahrungen in der *Koronarchirurgie* bei Patienten unter Betablockade berichteten Viljoen et al. (1972). Bei 5 Patienten wurde ein in 4 Fällen tödliches bradykardes Herzversagen beobachtet. Die Autoren empfahlen, Betablocker 14 Tage vor der Operation abzusetzen. Später wurde nachgewiesen, daß die Betarezeptorenblockade bereits 48 Stunden nach der letzten Propranololgabe aufgehoben ist (Faulkner et al., 1973). Auch der Eindruck der Gefährlichkeit einer intraoperativ bestehenden Betablockade wurde später durch umfangreiche Studien in der Koronarchirurgie widerlegt. Von 100 Patienten waren 25 bis zur Operation mit Propranolol behandelt worden. Bei 7 dieser Fälle erfolgte ein nichtelektiver Eingriff. Postoperativ benötigte 1 Patient eine Kreislaufunterstützung durch die Ballonpumpe, 1 Patientin Isoproterenol. Kein Patient starb. Bei den 75 Patienten ohne Betablockade erfolgten nur 5 Noteingriffe. 2 Patienten verstarben postoperativ an zerebralen Insulten (Caralps et al., 1974). Die Ausdehnung der Studie auf über 300 Fälle, wovon bei 52 eine Betarezeptorenblockade zum Zeitpunkt des Eingriffs bestand, zeigte, daß bei diesen Patienten die Häufigkeit des intra- und postoperativen Herzversagens und der postoperativen Todesfälle geringer und die Kreislaufunterstützung durch Isoproterenol seltener erforderlich war als in der Vergleichsgruppe ohne Betarezeptorenblockade (Moran et al., 1974). Auch durch neuere Untersuchungen wurde bestätigt, daß die therapeutische Betablockade, die bis unmittelbar vor einem koronarchirurgischen Eingriff durchgeführt wird, keine ungünstigen Auswirkungen auf den intra- und postoperativen Verlauf besitzt (Jones et al., 1976). Die Kontrolle der Herzfunktion von Patienten in Halothan-Lachgas-Narkose vor koronarrekonstruktiven Operationen ergab, daß eine präoperative Therapie mit mittleren Dosen von Propranolol bei einem durchschnittlichen Plasmaspiegel von 31,6 ng/ml zum Zeitpunkt des Eingriffs lediglich zu einer geringen Frequenzsenkung führte, ohne die Auswurfleistung des Herzens zu vermindern (Kopriva et al., 1978).

Allgemein gilt heute, daß Betarezeptorenblocker nur schrittweise abgesetzt werden sollten, da bei plötzlichem Entzug schwere Attacken von Koronarinsuffizienz mit tödlichem Ausgang auftreten können (Alderman et al., 1974; Miller et al., 1975). Wird der langsame Entzug nicht toleriert, ist der koronarchirurgische Eingriff in jedem Fall besser unter Blockade durchzuführen (Shand, 1975). Shand vertritt auch die Ansicht, daß die Gefahr der intraoperativen Betarezeptorenblockade überschätzt wurde.

In der Herzchirurgie konnte die ischämische Kontraktur des Herzens nach Koronarligatur experimentell durch Propranolol verzögert (MacGregor et al., 1975) und beim Menschen die Dauer des Kammerflimmerns beim anoxischen Herzstillstand verkürzt werden. Daraus folgte eine bessere myokardiale Stoffwechsellage. 210 Operationen mit Aortenklappenersatz bei hypertrophen Herzen wurden nach prophylaktischer Anwendung von Propranolol komplikationsfrei durchgeführt (Reul et al., 1974).

Gestützt auf die positiven Erfahrungen in der Koronarchirurgie und in der Allgemeinchirurgie (Prys-Roberts et al., 1973), weist auch Löwenstein (1976) auf die Möglichkeit einer günstigen Wirkung der intraoperativen Betarezeptorenblockade durch die Senkung des myokardialen Sauerstoffbedarfs beim koronaren Risikopatienten hin.

Postoperativ fanden Betarezeptorenblocker Anwendung in der Therapie der thyreotoxischen Krise (Parsons und Jewitt, 1967), bei Herzrhythmusstörungen in der Herzchirurgie (Angelini, 1974) und in der Intensivmedizin (Benz, 1973) sowie nach koronarchirurgischen Eingriffen (Zacherl et al., 1972). Bei Schwerverletzten wurden Betablocker von Carruthers et al. (1975) mit Erfolg eingesetzt.

3.4.7.2. Prophylaxe postoperativer kardialer Komplikationen durch Betarezeptorenblockade

Über die *prophylaktische* Anwendung von Betarezeptorenblockern zur Verhütung postoperativer Komplikationen liegen bisher erst vorläufige Ergebnisse vor (Vormittag, 1974). Practolol wurde 20 Patienten mit Hypertonie und/oder abgeheiltem Myokardinfarkt und/oder schwerer genereller Arteriosklerose vor und nach allgemeinchirurgischen Eingriffen in Inhalationsnarkose verabreicht. In einer Kontrollgruppe von 102 Patienten, die gleiche Risikofaktoren aufwiesen, waren in 8% gesicherte, in 6% fragliche Myokardinfarkte und in 20%

Linksherzversagen aufgetreten. In der Gruppe mit Practololmedikation trat kein Myokardinfarkt und die Herzinsuffizienz nur in 10,5% der Fälle auf.

Während ohne Betablockade die Herzfrequenz in der postoperativen Streßperiode bei 44% der Patienten auf über 100 pro Minute anstieg, trat dies nur bei 2 Fällen unter Practolol ein. Das günstige Ergebnis dieser Vorstudie veranlaßte uns zu einer randomisierten, prospektiven, interindividuellen Vergleichsstudie der prophylaktischen Wirkung von Oxprenolol versus Plazebo auf postoperative kardiale Komplikationen, über deren Ergebnisse im folgenden berichtet wird.

3.4.7.2.1. Patienten und Methodik

Die Studie wurde an 100 männlichen Patienten, bei welchen gefäßrekonstruktive Eingriffe oder Beinamputationen wegen Gefäßverschlüssen vorgesehen waren, durchgeführt. Aufnahmekriterien waren Hypertonie $\geq$ 160/95 mm Hg, die an 2 Tagen gemessen wurde oder anamnestisch erwiesen war, und die koronare Herzkrankheit. Als beweisend dafür galten eine ST-Depression $\geq$ 0,1 mV im Ruhe-Elektrokardiogramm ohne andere Erklärungsmöglichkeit, der R-Verlust im Sinne eines Vorderwandinfarktes oder initiale Q-Zacken in Ableitung II, III und AVF im Sinne eines Hinterwandinfarktes. Ausschlußgründe waren ein systolischer Blutdruck $\leq$ 100 mm Hg, eine Bradykardie $\leq$ 50 pro Minute, AV-Blockierungen II. und III. Grades, bifaszikulärer Block, Asthma bronchiale und manifeste Herzinsuffizienz mit Lungenstauung.

Patienten mit aktiver Leberzirrhose, schwerer Nierenfunktionsstörung (Kreatinin $\geq$ 2,5 mg%) und Patienten, die unter Dauertherapie mit Clonidin oder Psychopharmaka standen, wurden ebenfalls ausgeschlossen.

Die Randomisierung erfolgte in 16 Schichten nach dem Vorliegen der Risikofaktoren a) Alter $\geq$ 70, b) Hypertonie, c) zerebrovaskuläre oder renovaskuläre Arteriosklerose und d) Myokardinfarkt oder präoperative Arrhythmien. Als Standardtherapie erhielten alle Patienten Deslanosid (Cedilanid®) intravenös oder Alpha-Acetyldigoxin (Sandolanid®) oral und 40 mg Isosorbiddinitrat pro Tag in Form von 2 Sorbidilat-retard®-Kapseln à 20 mg oder von 8 Kaukapseln à 5 mg zweistündlich von 6 bis 20 Uhr sublingual, wenn die orale Medikation nicht möglich war. Auch intraoperativ wurden Kaukapseln bukkal ausgedrückt. Bei Hypertonikern mit systolischen Blutdruckwerten unter 200 mm Hg wurde die bestehende Therapie abgesetzt. Am Tag vor der Operation lag der systolische Blutdruck in beiden Gruppen in 95% der Fälle unter 200 mm Hg. Die Daten der gezielten Anamnese, der physikalischen Untersuchung, der biochemischen und der Elektrokardiogrammkontrollen sowie der Thoraxröntgenuntersuchungen, die wir prä- und postoperativ in kurzen Abständen regelmäßig durchgeführt haben, wurden computergerecht dokumentiert. Intraoperativ wurden Herzfrequenz und Blutdruck kontrolliert. Die zum Vergleich der Gruppen erforderlichen untersuchten Merkmale sind aus den Tab. 10–12 ersichtlich.

Tabelle 10. *Ad Kapitel 3.4.7.2.1. Präoperative Befunde. $\bar{x}$ = Mittelwert, sd = Standardabweichung. Prozente in Klammern.* * = $p \leqq 0,05$

Präoperative Befunde	Mit Betablockade 46 Patienten		Ohne Blockade 53 Patienten	
Anamnese				
Durchschnittsalter	65,5±	9,0	65,9±	9,4
Hypertonie ≧ 160/95 mm Hg	34	(74)	37	(70)
Stenokardie	16	(35)	24	(45)
Myokardinfarkt	23	(50)	23	(43)
Zerebrovaskuläre Insuffizienz	10	(22)	21	(40)
Diabetes	22	(48)*	12	(23)
Bronchitis	15	(33)	11	(21)
Belastungsdyspnoe	15	(33)	9	(17)
Beinödeme	6	(13)	5	(9)
Digitalistherapie	17	(37)*	10	(19)
Oblit. Arteriopathie				
Stadium I			2	(4)
II	14	(30)	15	(28)
III	17	(37)	17	(32)
IV	15	(33)	18	(34)
Befunde				
Blutdruck mm Hg systolisch	120	−200	150	−220
$\bar{x}$, 1 sd	157	± 21	159	± 26
diastolisch	60	−100	60	−120
$\bar{x}$, 1 sd	83	± 11	83	± 12
Herzfrequenz	55	−120	52	−110
$\bar{x}$, 1 sd	81	± 12	77	± 12
Hämatokrit	34	− 54	34	− 60
$\bar{x}$, 1 sd	44,5±	5,1	45,5±	5,3
Blutzucker ≧ 120 mg%	11	(24)	6	(11)
Cholesterin ≧ 260 mg%	25	(54)*	16	(30)
Harnsäure ≧ 7,1 mg%	13	(28)	8	(15)
BUN ≧ 25 mg%	7	(15)	4	(8)
Kreatinin ≧ 1,1 mg%	29	(63)	30	(57)
Kalium ≦ 3,5 mVal/l	–	–	2	(4)
Adipositas ≧ 10% > BROCA	16	(35)	12	(23)

(Fortsetzung der Tabelle auf Seite 90)

Tabelle 10 *(Fortsetzung von Seite 89)*

Präoperative Befunde	Mit Betablockade 46 Patienten		Ohne Blockade 53 Patienten	
Thoraxröntgen:				
Kardiomegalie				
I sicher vergrößert	10	(22)	7	(13)
II deutlich vergrößert	2	(4)	3	(6)
III Cor bovinum	1	(2)	–	–
Aortensklerose	20	(43)	27	(51)
EKG				
Frequenz $\geqq 100$	7	(15)	3	(6)
Extrasystolen				
ventrikulär	2	(4)	2	(4)
supraventrikulär	3	(7)	4	(8)
beides	1	(2)	5	(9)
Vorhofflimmern	1	(2)	1	(2)
Rechtsschenkelblock	5	(11)	3	(5)
Linksschenkelblock			7	(13)
ST-Senkung				
– 0,1 mV	20	(43)	27	(51)
– 0,2 mV	8	(17)	4	(8)
T-Negativität				
– 0,1 mV	6	(13)	7	(13)
– 0,2 mV	3	(7)	5	(9)
– 0,3 mV	2	(4)		
Linkshypertrophie	9	(20)	11	(21)
ST-Hebung	3	(7)	2	(4)
R-Verlust	6	(13)	7	(13)
$Q_{II, III, aVF}$	17	(37)	13	(25)
präoperativ Fieber $\geqq 38$ °C	3	(7)	5	(9)
Am Tag vor der Operation:				
Blutdruck mm Hg	110	– 210	100	– 210
$\bar{x}$, 1 sd	141	± 19*	150	± 24
diastolisch	60	– 100	60	– 120
$\bar{x}$, 1 sd	77	± 10	79	± 12
Herzfrequenz	55	– 125	50	– 105
$\bar{x}$, 1 sd	80	± 15	75	± 13

Einige der Patienten wurden im Hinblick auf Herzrhythmusstörungen präoperativ und während dreier Tage postoperativ mit einem Arrhythmiecomputer kontinuierlich überwacht. Über diese Gruppe wird im Kapitel 2.3. und 3.4.7.3. gesondert berichtet.

Tabelle 11. *Intraoperative Befunde bei Patienten mit und ohne Oxprenololmedikation präoperativ. Die letzte Dosis (40 mg oral) wurde 12 bis 18 Stunden vor dem Eingriff verabreicht. Eine effektive Betarezeptorenblockade zum Zeitpunkt der Operation ist daher mit großer Wahrscheinlichkeit auszuschließen. Die Unterschiede sind nicht signifikant*

	Mit Betablockade (n = 46)	Ohne Betablockade (n = 53)
Operation der Becken-arterien	16 (35%)	25 (47%)
Operationsdauer	3,1 h	3,1 h
Spinalanästhesie	5 (10%)	1 (2%)
Herzfrequenz $\geq$ 100/min bei Intubation	6 (15%)	7 (14%)
Während der Operation:		
Systolischer Blutdruck (mm Hg)		
maximal	161 ± 24 (120–200)	165 ± 33 (110–270)
minimal	114 ± 28 (40–160)	124 ± 24 (60–180)
Herzfrequenz/min		
maximal	89 ± 15 (60–140)	88 ± 13 (66–120)
minimal	72 ± 11 (50–100)	73 ± 11 (50–110)
Patienten mit Abfall des systolischen Blutdrucks $\geq$ 30% $\geq$ 10 min	13 (28%)	12 (23%)
Dauer der Hypotension (min)	17 ± 9	14 ± 7

Oxprenolol beziehungsweise Plazebo wurde mindestens 2 Tage vor und 7 Tage nach der Operation verabreicht, und zwar im allgemeinen dreimal 40 mg Oxprenolol (Trasicor®) täglich. Unmittelbar vor und während der Operation erhielten die Patienten *kein* Oxprenolol, nach dem Aufwachen aus der Narkose 2 mg in einer etwa vierstündigen Dauerinfusion. Auch wenn die orale Medikation nicht möglich war, wurden statt einer Tablette zu 40 mg jeweils 2 mg intravenös infundiert, und zwar als Infusion während je 4–8 Stunden. Zur Narkosevorbereitung dienten Atropin (0,5 mg), Droperidol (3,75 mg) und Fentanyl (0,075 mg) intramuskulär, zur Einleitung Pentothal-Natrium. Die Allgemeinnarkose wurde in Neuroleptanalgesie durchgeführt.

Die vorher genannten Ausschlußkriterien galten sinngemäß auch als Abbruchgründe für die Oxprenololmedikation.

Die *Beurteilung* stützte sich auf folgende Ereignisse:

a) Postoperativer Myokardinfarkt mit elektrokardiographischem (World Health Organization, 1959), autoptischem oder enzymatischem

Tabelle 12. *Postoperative Befunde bei Patienten mit und ohne Betablockade. Unterschiede nicht signifikant.* $\bar{x}$ = *Mittelwert, sd = Standardabweichung, Prozentsätze in Klammern*

Postoperative Befunde	Mit Betablockade 46 Patienten		Ohne Betablockade 53 Patienten	
Blutdruck mm Hg				
systolisch				
$\bar{x}$, 1 sd	134	± 14	139	± 18
diastolisch				
$\bar{x}$, 1 sd	75	± 7	76	± 8
Maximum systolisch	120	− 220	110	− 210
$\bar{x}$, 1 sd	164	± 24	165	± 26
≧ 180	16	(35)	19	(36)
Minimum systolisch	40	− 160	60	− 170
$\bar{x}$, 1 sd	110	± 22	112	± 21
≦ 100	10	(22)	7	(13)
Herzfrequenz				
maximal	80	− 132	80	− 160
$\bar{x}$, 1 sd	101	± 13	105	± 20
minimal	30	− 90	48	− 110
$\bar{x}$, 1 sd	70	± 10	74	± 11
≦ 50	2	(4)	2	(4)
EKG				
Extrasystolen				
supraventrikulär	4	(9)	3	(6)
ventrikulär	1	(2)	6	(11)
beides	8	(17)	5	(9)
AV-Block I	4	(9)	1	(2)
Sinusbradykardie	1	(2)	−	−
Bifaszikulärer Block	1	(2)		
ST-Senkung (× 0,1 mV)				
−1	21	(46)	20	(38)
−2	11	(24)	16	(30)
−3	1	(2)	4	(8)
−4	1	(2)		
−5			2	(4)
T-Negativität (× 0,1 mV)				
−1	6	(13)	5	(9)
−2	6	(13)	4	(8)
−3	2	(4)		
−4			3	(6)
ST-Hebung	2	(4)	2	(4)
R-Verlust	7	(15)	9	(17)

Tabelle 12 *(Fortsetzung)*

Postoperative Befunde		Mit Betablockade 46 Patienten		Ohne Betablockade 53 Patienten	
Thoraxröntgen					
Kardiomegalie	I	12	(26)	8	(15)
	II	2	(4)	4	(8)
	III	1	(1)	1	(2)
Lungenstauung	I	3	(7)	9	(17)
	II	1	(2)	1	(2)
	III				
Infiltrate		7	(15)	10	(19)
Postoperativ $\geqq$ 2 Tage					
Temperatur $\geqq$ 37,5 °C		20	(43)	22	(42)
Tage		65	(20)	69	(19)
Laborbefunde					
Hämatokrit %		23	− 47	24	− 50
$\bar{x}$, 1 sd		33	± 6	35	± 5
Blutzucker mg%					
maximal		67	−417	67	−379
$\bar{x}$, 1 sd		136	± 59	133	± 66
minimal		55	−264	58	−200
$\bar{x}$, 1 sd		95	± 33	97	± 32
BUN mg%		14	− 98	11	− 85
$\bar{x}$, 1 sd		29	± 14	27	± 14
Kreatinin mg%		0,9−	5,1	0,8−	4,3
$\bar{x}$, 1 sd		1,5±	0,8	1,5±	0,7

Nachweis. Im letzteren Fall galt der signifikante Anstieg der Transaminasen nach einem primären Abfall der operationsbedingten Werte bei einem typischen Verlauf der Gesamt- und der myokardspezifischen Kreatinphosphokinase (CK und CKMB, Fa. Merck, Darmstadt) als beweisend.

b) Postoperatives Linksherzversagen, definiert durch röntgenologisch oder autoptisch nachgewiesene Herzdilatation und/oder Lungenstauung (Grad I: Blutumverteilung zugunsten der kranialen Abschnitte; Grad II: interstitielle Flüssigkeitsdurchtränkung; Grad III: massives Lungenödem).

c) Herzrhythmusstörungen, die zur Herzinsuffizienz führten.

d) Todesfälle aus primär kardialen Ursachen.

Die Signifikanz der Unterschiede von Häufigkeiten wurde mit dem χ^2-Test, von Mittelwerten mit dem t-Test geprüft.

3.4.7.2.2. Verteilung der Risikofaktoren

Von den 100 in die Studie aufgenommenen Patienten entfielen 53 auf die Vergleichsgruppe und 47 auf die Prophylaxegruppe, wovon 1 Patient präoperativ wegen einer Verlängerung der AV-Überleitung auf 0,26 Sekunden und gelegentlichem Ausfall der Überleitung ausgeschieden und zum Vergleich der Kollektive nicht herangezogen wurde.

Wie aus Tab. 10 hervorgeht, waren die präoperativ bestehenden *Risikofaktoren* auf beide Gruppen etwa gleich verteilt, die meisten in der Prophylaxegruppe etwas, teils signifikant häufiger. Dagegen entfielen auf die Vergleichsgruppe mehr Operationen (Tab. 11) im Iliakabereich. Die durchschnittliche Operationsdauer war mit 3,1 Stunden gleich. In der Oxprenololgruppe wurden 5 Patienten unter Spinalanästhesie operiert, in der Vergleichsgruppe 1 Patient. Blutdrucksenkungen während des chirurgischen Eingriffs waren in beiden Gruppen etwa gleich häufig. Durch massive Blutverluste ausgelöste protrahierte Schockphasen traten in der Oxprenololgruppe viermal, in der Vergleichsgruppe nur in einem Fall auf. Dementsprechend war auch die postoperative Anämie in der Oxprenololgruppe ausgeprägter.

3.4.7.2.3. Ergebnisse

Bei den Patienten mit Betarezeptorenblockade war der systolische Blutdruck am letzten präoperativen Tag, also nach einer mindestens zweitägigen Behandlung, gegenüber dem Ausgangswert von 157 mm Hg auf 141 mm Hg abgesunken, in der Plazebogruppe von 159 mm Hg auf 150 mm Hg. Der Unterschied zwischen den Gruppen war am Tag vor der Operation signifikant (Tab. 10).

Oxprenolol wurde bei 30 Patienten der Prophylaxegruppe während der siebentägigen postoperativen Periode planmäßig oral verabreicht. Bei einem Patienten (1206) wurde die Medikation wegen eines Schockzustandes, zu dem es im Rahmen einer akuten Pneumonie kam, an einem Tag unterlassen. An diesem Tag traten intermittierend ein Linksschenkelblock und ventrikuläre Extrasystolen auf; nach Wiederaufnahme der Oxprenololmedikation am folgenden Tag normalisierte sich dieser Befund (Abb. 16). Bei einem zweiten Patienten (1507) wurde die Tagesdosis auf 80 mg, bei einem weiteren (1509) auf 20—40 mg in Anpassung an Kreatininclearance, Blutdruck und Pulsfrequenz reduziert. Bei 13 Patienten war an insgesamt 29 postoperativen Tagen, das sind 9% der Beobachtungszeit des Kollektivs, die orale Applikation unmöglich und wurde ganz oder teilweise durch intravenöse Infusion von 3mal 2 mg pro Tag ersetzt.

Tab. 13 zeigt die Häufigkeit der *postoperativen kardialen Komplikationen* in beiden Gruppen. Insgesamt traten unter Betablockade

10 Komplikationen bei 5 Patienten auf und ohne Betablockade 31 Komplikationen bei 16 Patienten. Dieser Unterschied ist signifikant (p < 0,025).

Postoperative Myokardinfarkte traten in der Vergleichsgruppe in 8 Fällen auf, 3 davon führten zum Tode. 6 Infarkte ereigneten sich während der ersten 3 Tage nach dem Eingriff.

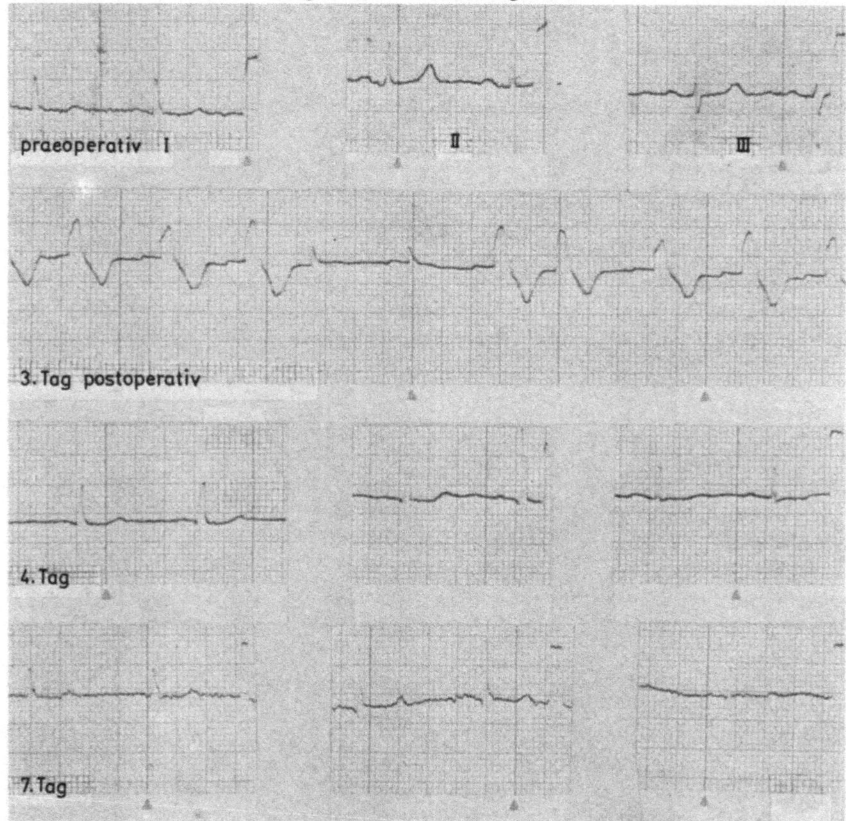

Abb. 16.   Intermittierender Linksschenkelblock unter Oxprenololtherapie. Auslösung durch akute Pneumonie mit Schock. Normalisierung unter Fortsetzung der Betablockade (Patient 1206)

Von den 3 tödlichen Myokardinfarkten wurde 1 durch die Obduktion, 1 durch histologische Untersuchung (Abb. 7) und Elektrokardiogramm, 1 durch Obduktion und Enzymaktivität nachgewiesen. Die nichtletalen Infarkte wurden in 2 Fällen elektrokardiographisch und enzymatisch, in 1 Fall durch das Elektrokardiogramm allein, und zweimal durch die Enzymaktivität allein diagnostiziert. Bei den zuletzt

Tabelle 13. *Postoperative kardiale Komplikationen bei Patienten mit und ohne Betarezeptorenblockade. Prozentzahlen in Klammern. * Die Gesamtletalität nach ursprünglicher Gruppenzuteilung umfaßt zusätzlich zwei drop-out-Fälle, die im Text (Seite 100) beschrieben werden. ** Die Gesamtletalität nach ursprünglicher Gruppenzuteilung umfaßt zusätzlich 1 drop-out (417, Seite 100)*

Kardiale Komplikationen postoperativ	Mit Betablockade n = 46	Ohne Betablockade n = 53	p < (χ^2-Test)
Myokardinfarkt	1 (2)	8 (15)	0,05
Herzinsuffizienz	5 (10)	14 (26)	0,05
Tachyarrhythmie	–	3 (5)	
Bradykarde Arrhythmie	1 (2)	–	
Letalität	3 (6)*	6 (11)	
Gesamt	10	31	0,025
Fälle mit Komplikationen	5 (10)	16 (30)	0,025
Davon Operationen im Aortoiliacalbereich	n = 16	n = 25	
			(Fisher-Test)
Myokardinfarkt	0	7 (28)	0,05
Herzinsuffizienz	2 (12)	10 (40)	
Letalität	0**	6 (24)	
Fälle mit Komplikationen	2 (12)	12 (48)	0,05

genannten betrugen die Enzymaktivitäten (U/l) an den der Operation folgenden Tagen (Fall 3): GOT 10, *CK 252, CKMB 45;* GOT 14, CK 12, CKMB 0; *GOT 64,* CKMB 0; GOT 15, CK 30, CKMB 2,5. Fall 1510: GOT 101, *CK 2770, CKMB 33;* GOT 84, *CPK 1590, CKMB 27;* GOT 46, *CK 3030, CKMB 59; GOT 40, CK 760; CKMB 53; GOT 52, CK 245, CKMB 15;* GOT 22, CK 30, CKMB 2,5. Bei diesem Patienten wurden am 2. postoperativen Tag ventrikuläre Extrasystolen und Salven mit R-auf-T-Phänomen registriert.

Die nur enzymatisch diagnostizierten Infarkte konnten nicht lokalisiert werden; von den übrigen 6 betrafen 5 die Vorderwand, 1 die Hinterwand.

In der *Prophylaxegruppe* wurde nur ein postoperativer Myokardinfarkt nachgewiesen, wodurch sich die Gruppen signifikant (p < 0,05) unterschieden.

Dieser Patient (604) war 69 Jahre alt, Hypertoniker und wies eine zerebrovaskuläre und renovaskuläre Sklerose mit Einschränkung der Organfunktion auf. Das präoperative Elektrokardiogramm war unauffällig. Stenokardien wurden nicht angegeben. Die fünfstündige Operation mit Anlage einer femoropoplitealen Venenumleitung verlief ohne Besonderheiten. Bis zum dritten postoperativen Tag war der Verlauf unauffällig. Der Patient erhielt täglich 120 mg Oxprenolol per os. Elektrokardiogrammkontrollen und Laborwerte lagen im Normbereich, der systolische Blutdruck lag zwischen 120 und 150 mm Hg. Am Abend des dritten Tages stieg die Herzfrequenz von durchschnittlich 83 auf 102 pro Minute. Am folgenden Tag verstarb der Patient, nachdem ein weiterer Frequenzanstieg, Blutdruckabfall, Enzymanstieg und ein R-Verlust im Elektrokardiogramm festgestellt worden waren. Die Obduktion ergab außer den bekannten Diagnosen ein hypertrophes, dilatiertes Schwielenherz mit schwerster stenosierender ulzeröser Koronararteriensklerose und frischen Wandblutungen im Ramus circumflexus der A. coronaria sinistra, einen frischen, ausgedehnten Innenschichtschaleninfarkt des linken Ventrikels mit Einbeziehung des Septums und des linken vorderen Papillarmuskels und ein Lungenödem.

Postoperative Herzinsuffizienz wurde in der Plazebogruppe in 14 Fällen nachgewiesen, in 11 davon aufgrund einer röntgenologisch oder autoptisch gesicherten akuten Herzdilatation und/oder Lungenstauung. In 3 Fällen erfolgte die Dekompensation gleichzeitig mit einem Myokardinfarkt. Bei 3 anderen trat ein Infarkt 2–6 Tage nach der Dekompensation ein. Von diesen 6 Fällen verliefen 3 letal, von den übrigen 8 ebensoviele. Bei 3 der durch Infarkt komplizierten Fälle war ein hämorrhagischer Schock die auslösende Ursache. Bei den letalen Fällen von Herzversagen ohne Myokardinfarkt sind als Ursache einmal ein Schock nach gastrointestinaler Blutung und einmal eine Sepsis anzuführen.

Unmittelbare Ursachen der Herzinsuffizienz in den 3 Fällen mit klinischem Nachweis durch Pulsdefizit mit Lungenstauung oder Schock waren *tachykarde Herzrhythmusstörungen*. In 1 Fall (605 = I.J. 2188 in Tab. 15) mit WPW-Syndrom trat am zweiten postoperativen Tag eine Dauertachykardie mit einer Herzfrequenz von 140–160 pro Minute auf, die zu einem Blutdruckabfall mit Kollaps und zerebraler Dekompensation führte und erst nach Tagen durch Chinidin endgültig beherrscht werden konnte. Bei einem zweiten Patienten (1210 = L.M. 1111 Tab. 15, Abb. 19) traten unmittelbar nach der Operation ein tachykardes Vorhofflimmern mit 190 Schlägen pro Minute, ventrikuläre Salven und Lungenstauung auf. Es konnte durch intravenöse Infusion von Pindolol beherrscht werden. Schließlich erlitt 1 Patient (423) eine

Sinustachykardie mit 150 Schlägen pro Minute und passagerem Druckabfall auf 90 mm Hg systolisch in der Folge eines Zweiteingriffes bei einem Hämatokrit von 29%. Wegen anhaltender Tachykardie von 130 Schlägen pro Minute trotz Bluttransfusion erhielt er im späteren Verlauf therapeutisch mit Erfolg Oxprenolol.

In der Gruppe mit *Betarezeptorenblockade* kam es nur in 5 Fällen zu einer postoperativen Herzinsuffizienz. Auch dieser Unterschied war statistisch signifikant (p > 0,05). In 1 Fall (604, siehe Seite 97) trat das Herzversagen mit einem Myokardinfarkt auf.

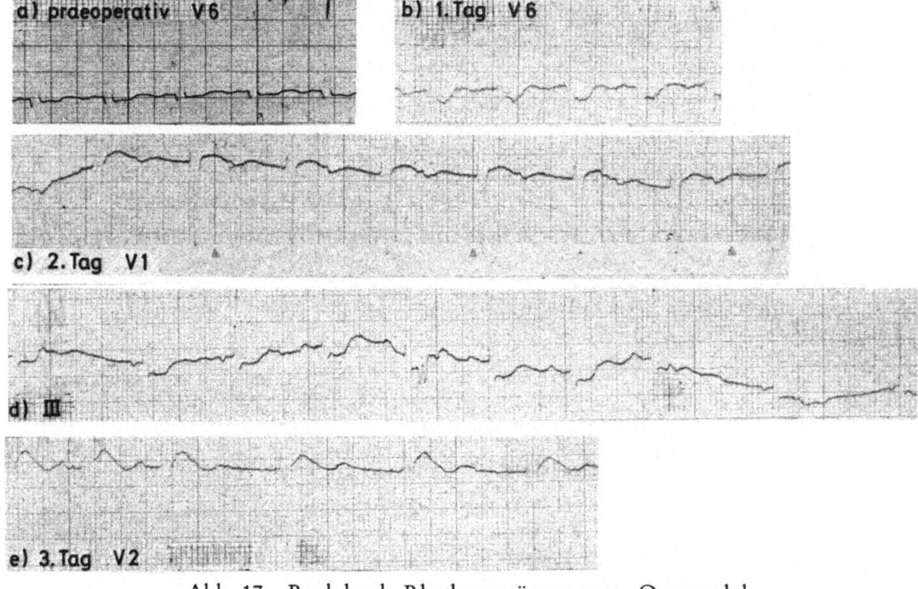

Abb. 17.   Bradykarde Rhythmusstörung unter Oxprenolol
c Passager AV-Block I. *d* und *e* Übergang eines Sinusrhythmus 95/min in einem nodalen Ersatzrhythmus 60/min nach Sinusstillstand oder sinuaurikulärer Leitungsstörung (Patient 1402)

Ein zweiter, 71jähriger Patient (1402) mit Hypertonie, präoperativer Ruhetachykardie, koronarer Herzkrankheit und Schwielenherz verstarb 3 Tage nach einer Oberschenkelamputation bei septischem Verlauf mit sakralen Dekubitalulzera und Thrombose der arteriellen und venösen Gefäße im Amputationsstumpf an einem Herzversagen. Er hatte am ersten postoperativen Tag 6 mg Oxprenolol intravenös, am zweiten 120 mg und am dritten 80 mg oral erhalten. Die maximale Konzentration des Serumkreatinins war 1,9 mg% bei 33mg% BUN. Am ersten postoperativen Tag wurde der Blutdruck mit 130/70 mm Hg gegenüber dem präoperativen Wert von 160/80 mm Hg gemessen und auskultatorisch Extrasystolen festgestellt. Das EKG zeigte eine Sinusta-chykardie von 115 Schlägen pro Minute und eine ST-Depression von 0,4 mV gegenüber 0,2 mV bei 105 Schlägen pro Minute präoperativ (Abb. 17b). Am zweiten Tag trat nach insgesamt 80 mg Oxprenolol eine bradykarde Herzrhythmusstörung mit Kreislaufkollaps ein. Im EKG, das anschließend kontrolliert wurde (Abb. 17c), bestand eine rhythmische Kammertätigkeit von 79 Schlägen pro Minute, bei einem AV-Block I. Grades mit der Überleitungszeit von 0,4 Sekunden. Der Zustand wurde durch Plasmaexpander, Prednisolon, Aminophyllin und Deslanosid behoben. Am folgenden Tag war der Blutdruck am Morgen 165/110, um 16h 180 mm Hg, um 17h 160 mm Hg systolisch. Im EKG bestand als Grundrhythmus ein Sinusrhythmus von 95 Schlägen pro Minute mit 0,4 mV Depression der ST-Strecke. Intermittierend wurde dieser Rhythmus durch einen nodalen Ersatzrhythmus von 60 Schlägen pro Minute abgelöst, nachdem ein Sinusstillstand oder eine sinuaurikuläre Leitungsstörung aufgetreten war (Abb. 17d, e). Die atrioventrikuläre Überleitung war an diesem Tag wieder normal. Um 17.45 h kam es zu einem bradykarden Herzversagen mit kardiogenem Schock, das durch Orciprenalin nicht beeinflußbar war. Der Patient hatte an diesem Tag zweimal 40 mg Oxprenolol per os erhalten. Die Obduktion bestätigte die Diagnose und ergab zusätzlich eine schwere allgemeine Arteriosklerose und eine Endocarditis verrucosa der Mitral-klappe.

Ein 78jähriger Mann (606) mit Hypertonie, Linksherz, koronarer Herzkrankheit, Diabetes, schwerer universeller Sklerose und Verkal-kung des Lungengerüsts erhielt 5 Tage vor und 5 Tage nach einer kurz-dauernden Unterschenkelamputation 120 mg Oxprenolol täglich. Die systolischen Blutdruckwerte lagen vor und nach der Operation zwi-schen 100 und 120 mm Hg. Intraoperativ erlitt er einen Abfall des sy-stolischen Blutdruckes von 120 auf 60 mm Hg während 20–30 Minu-ten. Die postoperative Herzfrequenz lag zwischen 72 und 90. Im EKG war am zweiten postoperativen Tag eine Verlängerung der atrioventri-kulären Überleitungszeit auf 0,24 Sekunden nachweisbar, die bis zum sechsten Tag konstant blieb. Wiederholte Kontrollen des Thoraxrönt-genbefundes schlossen Herzdilatation und Lungenstauung aus. Am sechsten Tag – der Patient hatte die erste Oxprenololdosis erhalten – trat eine Hämatemesis mit einem Abfall des Hämatokrits von 36 auf 28% und einem Blutdruckabfall auf 60 mm Hg systolisch ein. Der Schock konnte durch Infusion von Dopamin nicht behoben werden. Die Obduktion ergab eine Hypertrophie und Dilatation des Herzens, Stauungsorgane, eine stenosierende Koronarsklerose, eine akute Isch-ämie der Innenschicht ohne Zeichen von Nekrose und als Blutungsur-sache eine hämorrhagische Gastritis.

7*   Vormittag, Kardiale Komplikationen

Ein 72jähriger (1501) mit Cor bovinum erhielt während der Beobachtungszeit die volle orale Dosis. Postoperativ trat eine Lungenstauung (II) auf, die auf entwässernde Therapie ansprach. Präoperativ hatten ventrikuläre Extrasystolen bestanden, deren Häufigkeit während der ersten 3 Tage nach dem Eingriff – soweit sporadische Kontrollen dies beurteilen lassen – zunächst leicht zunahm, die aber nach diesem Zeitpunkt nicht mehr festgestellt wurden. Der weitere Verlauf war komplikationsfrei.

Eine mäßige Stauung (Grad I) wurde bei einem weiteren Patienten (111) mit Dyspnoe am ersten postoperativen Tag festgestellt und unter Beibehaltung der vollen Oxprenololdosis behoben.

Zwei weitere Fälle (417, 817) mit Komplikationen, die zum Tode führten, konnten für die abschließende Bewertung entsprechend Tab. 13 nicht herangezogen werden, weil das den letalen Verlauf determinierende Ereignis zu einem Zeitpunkt eintrat, als mit Sicherheit keine prophylaktische Betablockade bestand. Beide Patienten waren präoperativ der Oxprenololgruppe zugeordnet worden, hatten jedoch die letzte prophylaktische Betablockerdosis zirka 16 Stunden vor der Operation bzw. der ersten Operation erhalten, so daß eine Beeinflussung des weiteren Verlaufs durch diese Medikation auszuschließen ist. Eine postoperative Prophylaxe war in beiden Fällen, wenn auch aus unterschiedlichen Gründen, nicht erfolgt.

Ein Patient (417) verstarb, nachdem er in einem Zeitraum von 30 Stunden 3 operative Eingriffe im Aortoiliakalbereich mit der Gesamtdauer von 13 Stunden durchgemacht hatte, die durch massive Blutungen und Sofortverschlüsse kompliziert waren. Beim letzten Eingriff trat wiederholt ein Kreislaufstillstand durch Kammerflimmern ein, der schließlich nicht mehr behoben werden konnte. Die letzte Dosis von Oxprenolol hatte der Patient am Vorabend der ersten Operation, also 48 Stunden vor seinem Tod, erhalten. Eine postoperative Prophylaxe wurde hier durch den Verlauf verhindert. Autoptisch bestand ein kontrahiertes Schwielenherz mit blasser Innenschicht, keine Stauungszeichen, kein Infarkt, histologisch keine Nekrosen.

Bei einem 68jährigen Diabetiker (817) war vor Kenntnis eines bestehenden bifaszikulären Blocks (Ausschlußkriterium) eine Prophylaxe mit Oxprenolol begonnen worden. Sie wurde abgebrochen, nachdem der Patient zwei Tage 120 mg und am dritten Tag 80 mg Oxprenolol erhalten hatte. Am folgenden Tag wurde er operiert. Während der zweistündigen Operation kam es zu einem Blutdruckabfall von 150 auf 110 mm Hg systolisch während 10–20 Minuten. Am ersten Tag nach der Operation traten eine Hämatemesis (bei Ulcus ventriculi) sowie ein zerebraler Insult und eine Pneumonie auf. Der systolische Druck sank auf ein Minimum von 100 mm Hg. Die gastrointestinale Blutung kam nicht zum Stillstand. Trotz laufender Volumensubstitution stieg am zweiten postoperativen Tag die Herzfrequenz auf 155/min bei einem systolischen Druck von 120 mm Hg. Zum Versuch, durch Frequenzsenkung eine Verbesserung der Auswurfleistung zu erzielen, wurden 2 mg Oxprenolol während 1 Stunde infundiert. Die Herzfrequenz sank nur auf 138/min, der Blutdruck blieb konstant. Nach der Infusion traten bei anhaltender gastrointestinaler Blutung Schock und Asystolie ein. Eine postoperative Prophylaxe unterblieb hier wegen des inzwischen diagnostizierten Ausschlußkriteriums. Der in therapeutischer Absicht im präterminalen Stadium der gastrointestinalen Blutung gegebenen Betablockerdosis kann kaum eine Beeinflussung des Verlaufs zugeschrieben werden. Die Obduktion ergab ein beidseitig dilatiertes Schwielenherz, eine Pneumonie, ein altes Duodenalgeschwür und ein frisches, blutendes Ulcus ventriculi bei Leberzirrhose mit portaler Hypertension.

Außer der beschriebenen bradykarden *Arrhythmie* (1402) wurde in einem weiteren Fall der Prophylaxegruppe (1507, siehe Kapitel 3.4.7.3.3.) nach zusätzlicher Verabreichung von Chinidin durch automatische Daueruüberwachung eine passagere Sinusbradykardie nachgewiesen. In 2 Fällen (606, 1303) wurde unter Oxprenolol die atrioventrikuläre *Überleitungszeit* von 0,2 beziehungsweise 0,22 Sekunden geringfügig auf 0,24 Sekunden verlängert. Ein weiterer AV-Block I. Grades trat bei einem Patienten mit eingeschränkter Nierenfunktion auf und war nach Reduktion der Oxprenololdosis auf 20–40 mg/d reversibel. Wie erwähnt (Kapitel 3.4.7.2.2.), trat in einem Fall nach zweitägiger Oxprenololmedikation eine Verlängerung der Überleitung auf 0,26 Sekunden mit gelegentlich totaler Austrittsblockade einzelner Vorhoferregungen auf, weshalb die Prophylaxe präoperativ beendet wurde.

In 2 Fällen (105, 1507) führte Oxprenolol zu einer deutlichen Reduktion der Häufigkeit ventrikulärer Extrasystolen (siehe Kapitel 3.4.7.3.). Bei einem Patienten mit Vorhofflimmern trat unter Oxprenololmedikation vorübergehend Sinusrhythmus ein. In der *Vergleichsgruppe* wurde in einem Fall postoperativ ein AV-Block I. Grades registriert. Wie beschrieben, traten bei 3 Patienten therapiebedürftige, bedrohliche Tachyarrhythmien auf. Ein weiterer Plazebofall wies präoperativ eine so ausgeprägte Zunahme ventrikulärer Extrasystolen auf, daß er aus therapeutischen Überlegungen Oxprenolol erhielt (drop out).

Der *Blutdruck* während der siebentägigen postoperativen Periode war unter Oxprenolol im Mittel 134 ± 14,4 mm Hg systolisch und 75,1 ± 7,1 mm Hg diastolisch und in der Vergleichsgruppe 139 ± 17,7 mm Hg systolisch und 76,4 ± 8,0 mm Hg diastolisch. Diese Unterschiede waren nicht signifikant. Dagegen zeigte die mittlere

Herzfrequenz während dieser Beobachtungszeit deutliche Unterschiede zwischen behandelter und nichtbehandelter Gruppe und zwischen den komplizierten und nichtkomplizierten Fällen innerhalb der letzteren (Tab. 14, Abb. 18). Dieser Unterschied war durch den zunehmenden

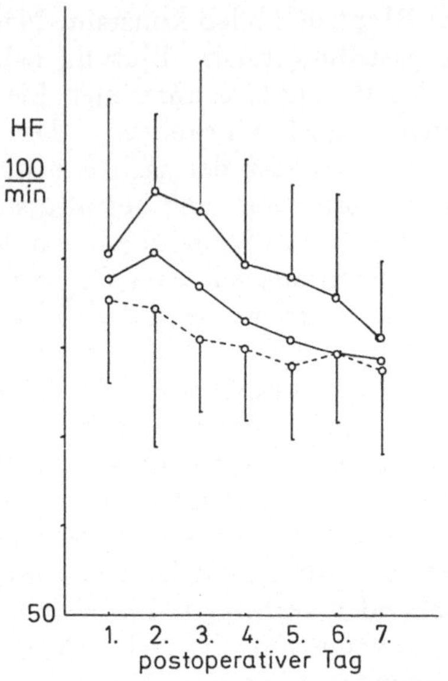

Abb. 18. Postoperative Herzfrequenz bei Patienten mit Betablockerprophylaxe (– – – –)
und Vergleichsgruppe (———), Mitte
Oben: Komplizierte Fälle der Vergleichsgruppe, Mittelwerte und 1 sd. Vgl. Tab. 14

Frequenzanstieg bei den komplizierten Fällen bedingt. Die Unterschiede waren am zweiten Tag für die gesamte Kontrollgruppe und bis zum fünften Tag für die Gruppe mit Komplikationen signifikant. Innerhalb der Kontrollgruppe unterschieden sich die komplizierten Fälle von den unkomplizierten ebenfalls bis zum fünften Tag. Dieses Ergebnis entspricht den durch Trendaufzeichnungen gewonnenen Resultaten (Abb. 19).

3.4.7.2.4. Diskussion

Anhand der gewonnenen Ergebnisse sind folgende Fragen zu besprechen:

a) Wie wirkt sich eine unmittelbar präoperative kurzfristige Behandlung mit Oxprenolol auf den Verlauf der Operation aus?

b) Welchen Einfluß hat die Betarezeptorenblockade während der postoperativen Streßperiode auf die Herzfunktion?

Tabelle 14. *Herzfrequenz (Mittelwerte und 1 Standardabweichung) vom 1. bis 7. postoperativen Tag. Signifikanz der Unterschiede zwischen behandelter und nichtbehandelter Gruppe und zwischen komplizierten und unkomplizierten Kontrollpatienten*

$p <$ 1–2	$p <$ 1–3	$p <$ 3–4	(1) Trasicor x = 44	(2) Plazebo x = 50	(3) Plazebo kompliziert x = 15	(4) Plazebo unkompliziert x = 35	Tag
–	–	–	85,3 9,2	87,7 13,3	90,7 17,3	86,4 11,3	1
0,05	0,005	0,05	84,5 15,5	90,8 8,6	98,3 21,8	88,1 11,9	2
–	0,005	0,05	81,2 8,0	87,1 16,8	95,5 24,8	83,9 11,4	3
–	0,025	0,05	80,1 7,8	83,1 11,7	89,4 16,0	81,1 9,3	4
–	0,01	0,01	78,0 8,2	81,0 10,3	88,2 15,4	78,9 7,2	5
–	–	–	79,6 7,7	79,7 11,7	85,7 19,7	77,9 7,4	6
–	–	–	77,4 9,4	78,6 8,6	81,3 7,2	77,9 8,4	7

c) Wie wirkt sich die antiadrenerge Beeinflussung des Herzens auf die Häufigkeit kardialer Komplikationen aus?

Die Fragestellung wurde an Patienten mit verminderter Koronarreserve, die nicht manifest dekompensiert waren, untersucht. Die Basistherapie bestand in Digitalisierung und Isosorbiddinitrat.

Trotz der Schichtung in 16 Gruppen waren einige Risikomerkmale nicht ganz gleichmäßig verteilt. Die wenigen signifikanten Unterschiede in der Häufigkeit präoperativer Risikofaktoren sprechen für ein höheres Risiko in der mit Oxprenolol behandelten Gruppe. So waren Diabetes und Hypercholesterinämie häufiger. Eine signifikant größere Zahl von Patienten der Prophylaxegruppe stand unter Dauerdigitalisierung. Zusammen mit der röntgenologisch nachgewiesenen Häufigkeit der Kardiomegalie spricht dies für das häufigere Vorkommen einer latenten Herzinsuffizienz in der Oxprenololgruppe. Dagegen wurde die Vergleichsgruppe durch häufigere Operationen an den Beckenarterien, deren Letalität etwa doppelt so hoch ist wie jene nach Eingriffen an peripheren Gefäßen (Wagner, 1975), stärker belastet.

Die zwei- bis fünftägige Vorbehandlung mit Oxprenolol beeinflußte die Herzfrequenz in Ruhe nicht. Der durchschnittliche Blutdruck sank bei dieser Behandlung etwas stärker ($p < 0,05$) als in der Kontrollgruppe, wobei der Anteil an Hypertonikern in beiden Gruppen bei etwa 70% lag. Wenn dieser Effekt auf die Betarezeptorenblockade zurückzuführen ist, könnte man ihn damit erklären, daß Oxprenolol den infolge der psychisch belastenden Situation erhöhten adrenergen Tonus reduziert hat.

Mit großer Wahrscheinlichkeit war nach Abbruch der Oxprenololmedikation am Abend vor der Operation die Betarezeptorenblockade zum Zeitpunkt des Eingriffs weitestgehend aufgehoben. So ist es erklärbar, daß die Herzfrequenz durch den Reiz der endotrachealen Intubation in der Prophylaxegruppe ebenso anstieg wie bei Vergleichspatienten und daß die durchschnittlichen Minimal- und Maximalfrequenzen während der Operation keine nennenswerten Unterschiede zwischen beiden Kollektiven zeigten (Tab. 11). Bei bestehender Betablokkade mit Oxprenolol wird, wie tierexperimentell gezeigt werden konnte, sogar der extreme Frequenzanstieg des Blutungsschocks fast vollständig verhindert. Beim Menschen in Halothannarkose wurde nachgewiesen, daß die Tachykardie infolge des Intubationsreizes durch Betarezeptorenblockade weitgehend abgeschwächt (Prys-Roberts et al., 1973), wenngleich nicht völlig verhindert wird (Kopriva et al., 1978).

Das Verhalten des Blutdrucks während des chirurgischen Eingriffs ist nicht eindeutig zu beurteilen. Die durchschnittlichen Maximal- und Minimalwerte lagen ebenso wie in der präoperativen Periode in der Gruppe mit Betarezeptorenblockade etwas tiefer. Drucksenkungen von $\geq 30\%$ waren etwas häufiger als in der Vergleichsgruppe. Da die Wirkung der Betarezeptorenblockade auf die Blutdruckregulation im Vergleich zur negativen Chronotropie komplexer ist, wäre es denkbar, daß unterschiedliche Wirkungskomponenten vorliegen, die möglicherweise eine längere Wirkungsdauer haben. Dennoch ist eher anzunehmen, daß die nichtsignifikanten Unterschiede durch operationsbedingte Einflüsse zu erklären sind. Endgültig kann diese Frage aber noch nicht beantwortet werden.

Bedrohliche intraoperative Zwischenfälle durch nichtbehebbare Bradykardie oder Hypotonie, die mit einer Betarezeptorenblockade in Zusammenhang stehen könnten, wurden nicht festgestellt. Lediglich in der Kontrollgruppe trat ein Myokardinfarkt (Nr. 1503) mit größter Wahrscheinlichkeit während der Operation ein. Die Ergebnisse bei den mit Oxprenolol vorbehandelten Patienten entsprechen den Erfahrungen, die heute in der Koronarchirurgie vorliegen (Caralps et al., 1974; Jones et al., 1976; Moran et al., 1974).

Postoperativ waren kardiale Komplikationen in der nichtbehandelten Gruppe signifikant häufiger als unter Oxprenolol. Dieser kardioprotektive Effekt der Betarezeptorenblockade kam nach den Operationen im Aortoiliakalbereich mit hoher Komplikationsrate besonders deutlich zum Ausdruck (Tab. 13).

Am eindruckvollsten wurde die Häufigkeit postoperativer *Myokardinfarkte* gesenkt. Doch auch die *Herzinsuffizienz* war in der Vergleichsgruppe wesentlich häufiger ($p < 0,05$), obwohl infolge der negativ-inotropen Wirkung der Betablockade und wegen der größeren präoperativen Häufigkeit der latenten Herzinsuffizienz in der behandelten Gruppe eher das Gegenteil zu erwarten gewesen wäre. Dieses Ergebnis wie auch die Tatsache, daß das akute Herzversagen in 3 Fällen mit einem Myokardinfarkt erfolgte und 3 weitere Infarkte bei bestehender Herzinsuffizienz eintraten, zeigen, daß Hypoxie die wesentliche pathogenetische Ursache beider Komplikationen ist, wie in Kapitel 2.2.3. ausgeführt wurde. Wenn das postoperative Herzversagen vorwiegend durch eine Utilisationsinsuffizienz bedingt wäre, müßte die Betarezeptorenblockade zu einer Zunahme ihrer Häufigkeit führen. Davon abgesehen, wurde der Utilisationsstörung durch die Digitalisierung entgegengewirkt.

Bei den Patienten der Oxprenololgruppe, die an kardialer Dekompensation verstarben, handelte es sich im Fall Nr. 1402 um ein Schwielenherz mit stark reduzierter Muskelmasse und einer Endokarditis der Mitralklappe. Eine Begünstigung des bradykarden Herzversagens durch die Betarezeptorenblockade ist in diesem Falle anzunehmen. Es ist festzustellen, daß die Oxprenololmedikation schon beim erstmaligen Auftreten eines Blutdruckabfalls und eines AV-Blocks I. Grades (Abb. 17c) beendet hätte werden sollen.

Beim Patienten Nr. 606 ist eine ursächliche Mitbeteiligung der Betarezeptorenblockade am letalen Ausgang eher unwahrscheinlich. Die unmittelbare Todesursache war ein ischämisches Herzversagen. Möglicherweise wurde durch Oxprenolol die Entstehung eines Infarktes und histologisch nachweisbarer Nekrosen verhindert. Bei Patient 417, der mit Kammerflimmern verstarb, bestand zu diesem Zeitpunkt keine wirksame Betablockade mehr.

Bei Patient 817 unterblieb die postoperative Prophylaxe mit Oxprenolol. Die einmalige, in therapeutischer Absicht verabreichte Dosis von 2 mg Oxprenolol innerhalb einer Stunde in der präterminalen Phase dürfte kaum einen entscheidenden Einfluß auf den letalen Verlauf nach mehrfachen Komplikationen gehabt haben.

Die Verhütung bedrohlicher Tachyarrhythmien – die in der Vergleichsgruppe in immerhin 5% der Fälle klinisch erfaßt wurden – durch die Betarezeptorenblockade ist von größter klinischer Bedeutung und wird anhand der durch Dauerüberwachung kontrollierten Patienten noch ausführlicher besprochen.

Aufgrund der klinisch beobachteten Komplikationen läßt sich zusammenfassend feststellen, daß in unserem Krankengut die Betarezeptorenblockade mit Oxprenolol während der postoperativen Streßperiode die Häufigkeit des Myokardinfarktes herabsetzte, Tachyarrhythmien verhütete und der Entwicklung des Herzversagens möglicherweise durch Ökonomisierung der Herzarbeit entgegenwirkte. In keinem Fall wurde durch die Oxprenololgabe als Einzelursache eine Bradykardie mit hämodynamischen Folgen ausgelöst. Nur vereinzelte Fälle berechtigen zur Annahme, daß die Betarezeptorenblockade im Endstadium eines komplizierten postoperativen Verlaufs durch die Ausschaltung des adrenergen Antriebs an der Entstehung eines bradykarden Herzversagens mitgewirkt haben könnte. Es erscheint aber hier unwahrscheinlich, daß Oxprenolol den letalen Ausgang wesentlich mitbestimmt hat, sondern eher so zu sein, daß Bradykardie und Asystolie gegenüber Tachyarrhythmie und Kammerflimmern begünstigt wurden.

Wie durch die experimentellen Untersuchungen (Kapitel 3.4.5.) gezeigt wurde, ist die Blockade der chronotropen Katecholaminwirkung die wichtigste Komponente der kardioprotektiven Wirkung von Oxprenolol. Deshalb war auch in der vorliegenden Studie eine enge Korrelation zwischen Tachykardie und kardialen Komplikationen bei den unbehandelten Fällen und eine gleichsinnige Beeinflussung von beiden durch die Betarezeptorenblockade nachweisbar (Tab. 14 und Abb. 18). Unter Oxprenolol war die Herzfrequenz während der postoperativen Streßperiode deutlich niedriger als in der gesamten Vergleichsgruppe. Dieser Unterschied wurde durch Verhinderung des pathologischen Frequenzanstiegs in den Fällen mit kompliziertem Verlauf bewirkt. Die Herzfrequenz unter Blockade unterschied sich jedoch nicht von jener bei unkomplizierten Vergleichspatienten. Entsprechend dem pharmakologischen Wirkungsprofil von Oxprenolol, das eine sympathikomimetische Eigenwirkung aufweist, erfolgte keine unerwünschte Frequenzsenkung unter den Normbereich.

Im Vergleichskollektiv entspricht die hohe Komplikationsrate dem aufgrund der Aufnahmekriterien festgestellten hohen kardialen Risiko. In einer früheren Studie wurden bei gefäßchirurgischen Patienten mit abgeheiltem Myokardinfarkt postoperativ in 11,8% der Fälle penetrierende Infarkte nachgewiesen (Vormittag et al., 1975; Kapitel 2.1.), in deren Verlauf 10,3% der Patienten verstarben. In der hier beschriebenen, nicht mit Oxprenolol behandelten Patientengruppe traten elektrokardiographisch nachweisbare beziehungsweise autoptisch gesicherte Infarkte in 11,3% der Fälle auf, letal verlaufende nur in 5,7%. Dieser Unterschied gegenüber der früheren retrospektiven Untersuchung dürfte dadurch zu erklären sein, daß durch die häufigeren Elektrokardiogrammkontrollen in der prospektiven Studie ein höherer Anteil an klinisch stummen, nicht letalen Infarkten erfaßt wurde. Wie in Kapitel 2.1.1. beschrieben wurde, weisen Literaturergebnisse darauf hin, daß die Zahl der durch zusätzliche regelmäßige elektrokardiographische Kontrollen erfaßten postoperativen Infarkte mindestens ebenso hoch ist wie jene der klinisch oder autoptisch diagnostizierten. Es ist also anzunehmen, daß im früher untersuchten Kollektiv die Gesamthäufigkeit des postoperativen Myokardinfarktes noch höher war, als der Prozentsatz von 11,8% fast ausschließlich letaler Infarkte vermuten läßt. Die trotz vergleichbarem Risiko nahezu um die Hälfte niedrigere Rate der letalen Infarkte bei den hier beschriebenen Patienten der Vergleichsgruppe könnte zum Teil durch die prophylaktische Behandlung mit Isosorbiddinitrat erklärt werden.

Bezüglich der optimalen *Dosierung* von Oxprenolol in der gegebenen Situation läßt sich feststellen, daß die orale Gabe von dreimal 40 mg pro Tag ausreichend war, kardiale Komplikationen zu verhüten, ohne gefährliche Nebenwirkungen auszulösen.

Da die parenterale Applikation nur während einer sehr kurzen Zeit erforderlich war, konnte die geeignete intravenöse Durchschnittsdosis nicht ermittelt werden. Die vorsichtshalber niedrig gewählte Tagesdosis von 6 mg war – wie zu erwarten – wesentlich weniger wirksam als 120 mg oral. Nach den vorläufigen Ergebnissen ist zu empfehlen, die infundierte Menge im Einzelfall der Herzfrequenz anzupassen und diese im Regelfall zwischen 70 und 100/min einzustellen.

3.4.7.3. Prophylaxe postoperativer Herzrhythmusstörungen durch Betarezeptorenblockade

3.4.7.3.1. Einleitung

Ein Teil der in Kapitel 3.4.7.2.1. besprochenen Patienten, und zwar solche, die präoperativ Myokardinfarkte erlitten hatten oder Rhythmusstörungen aufwiesen, wurden mit einem Arrhythmiecomputer zur quantitativen Erfassung von Herzfrequenz und Rhythmusstörungen überwacht.

Die Methodik und die Patienten der Vergleichsgruppe sind in Kapitel 2.3.2. ausführlich beschrieben. Den dort gewonnenen Ergebnissen werden nun die Erfahrungen bei Patienten mit prä- und postoperativer Betarezeptorenblockade gegenübergestellt.

3.4.7.3.2. Patienten und Methodik

Nach den angeführten Kriterien wurden 12 Patienten der mit Oxprenolol behandelten Gruppe in die Studie aufgenommen. Wie aus

Tab. 5 B hervorgeht, war das Durchschnittsalter 65 Jahre. 9 Patienten wiesen Infarktnarben auf, ebensoviele präoperativ ventrikuläre Herzrhythmusstörungen. Die Hälfte der Fälle war präoperativ hyperton, der durchschnittliche Blutdruck der Gruppe betrug 158/85 mm Hg. Zwei Drittel der Patienten wiesen eine Hyperlipidämie auf. Die Serumkaliumwerte waren vor der Operation normal, nachher in 2 Fällen grenzwertig. 6 Patienten wiesen röntgenologisch vergrößerte Herzen auf, einer eine reduzierte Nierenfunktion. Die mittlere Operationsdauer war 3,3 Stunden, wobei 4 Eingriffe in Spinalanästhesie durchgeführt wurden. 3 Operationen betrafen den Aortoiliakal-, die anderen den Femoropoplitealbereich. Während eines Eingriffs sank der systolische Blutdruck von 130 auf 90 mm Hg. In 1 Fall wurde postoperativ ein Abfall auf 80 mm Hg festgestellt.

Postoperativ lagen die Hämatokritwerte fast durchwegs im pathologischen Bereich.

Beurteilungskriterien waren die durchschnittliche Herzfrequenz, die Häufigkeit ventrikulärer Extrasystolen (VES) pro Stunde, die Häufigkeit paariger und salvenartiger VES, von Kammertachykardien und Kammerflimmern sowie die Vorzeitigkeit (Minimalwert im Einzelfall) der VES.

Der Beobachtungszeitraum umfaßte 2–3 präoperative und 3 postoperative Tage.

Die Mittelwerte der beurteilten Merkmale, die am Operationstag nach dem Eingriff und an den 3 folgenden Tagen errechnet wurden, wurden statistisch mit den Werten der präoperativen Beobachtungsperiode verglichen. Schließlich wurden die zu den verschiedenen Zeitpunkten ermittelten Werte mit den entsprechenden Werten der Vergleichsgruppe (Kapitel 2.3.3., 2.3.4., Tab. 6 A) verglichen.

Die Signifikanzprüfung erfolgte mit dem t-Test und dem Wilcoxon-Paarvergleichstest (Siegel, 1956).

3.4.7.3.3. Ergebnisse

Alle Patienten blieben bis zur Entlassung komplikationsfrei. Die Tagesdosis von Oxprenolol betrug 3mal 40 mg. Sie wurde bei einem 74jährigen Patienten (1507) ab dem zweiten postoperativen Tag auf 80 mg reduziert, da infolge einer Blutung im Operationsbereich der systolische Blutdruck auf 100 mm Hg abfiel und in der Folge unter 140 mm Hg lag. In einem anderen Fall (1509) wurde die Dosis auf 20–40 mg/d reduziert, da bei eingeschränkter Nierenfunktion ein AV-Block I. Grades eintrat.

Ein Patient konnte während der gesamten Kontrollperiode nur intravenös behandelt werden. Die Tagesdosis von 6 mg zeigte keinen Einfluß auf die Herzfrequenz und die Häufigkeit der ventrikulären Extrasystolen, woraus zu schließen ist, daß die festgelegten Einzeldosen von 40 mg per os und 2 mg intravenös nicht adäquat waren, sondern die intravenöse Dosis eine geringere Wirkung aufwies. Dieser Fall war daher mit jenen unter oraler Therapie nicht vergleichbar und wurde ausgeschlossen.

Bei den verbleibenden 11 Patienten umfaßte die statistische Analyse Herzfrequenz, Vorzeitigkeitsindex und Häufigkeit ventrikulärer Salven $\geq$ 2 VES. Zur Bewertung der Häufigkeit der VES mußten 2 Gruppen gebildet werden, da 8 Patienten präoperativ nur sporadisch VES, im Mittel 0,99 pro Stunde aufwiesen, die 3 restlichen jedoch gehäufte ventrikuläre Ektopien zeigten, deren Quantität eine gesonderte Besprechung erfordert:

Im Fall 1507 bestanden präoperativ bis zu 10 VES pro Minute. Unter Oxprenolol gingen die Spitzenwerte auf 7 pro Minute zurück. Unmittelbar nach dem Eingriff stieg trotz Infusion von 2 mg in 8 Stunden die Häufigkeit wieder auf 10 pro Minute an. Die orale Dosis bewirkte am folgenden Tag eine deutliche Besserung. Am zweiten postoperativen Tag erfolgte eine Nachblutung mit Blutdruckabfall auf 90 mm Hg systolisch, weshalb kein Oxprenolol verabreicht wurde. Die Häufigkeit der VES nahm zu. Nach Bluttransfusion trat am dritten Tag unter Betarezeptorenblockade wieder eine deutliche Abnahme der Arrhythmie ein. Im späteren Verlauf konnte durch die Kombination von Oxprenolol und 4mal 0,2 g/d Chinidin die Häufigkeit der VES auf unter 10 pro Stunde gesenkt werden. Da aber gleichzeitig eine Bradykardie von 55 pro Minute mit vereinzelten Asystolien von 3 bis 4 Sekunden auftrat, wurde die Dosis von Chinidin auf 2mal 0,2 g/d reduziert. Bei Entlassung lag die Herzfrequenz bei 85, die Zahl der VES unter 5 pro Minute.

Im Fall 105 trat wiederholt, meist nachts, eine ventrikuläre Bigeminie auf, die präoperativ durch Oxprenolol nicht verhindert werden konnte; ebenso kam es in der Nacht nach der Operation zu einer etwa einstündigen Bigeminie. Im weiteren Verlauf wurde diese Rhythmusstörung bei oraler Behandlung mit Oxprenolol nicht mehr beobachtet.

Der dritte Patient (Nr. 701) erhielt wegen anhaltender Bigeminie, einen Tag vor der Operation beginnend, Oxprenolol, wodurch die Rhythmusstörung behoben wurde. Während der postoperativen Beobachtungszeit wurden durchschnittlich 1–2 VES pro Stunde registriert.

Tab. 6 (S. 38) gibt einen Überblick über die Ergebnisse der quantitativen Analyse bei 11 beziehungsweise 8 Patienten. Die *Herzfrequenz* zeigte postoperativ einen geringen, doch signifikanten Anstieg. In 2 Fällen (1509, 109) traten vereinzelt supraventrikuläre Extrasystolen in Salven von einigen Sekunden Dauer auf, die bei Patient 1509 auch

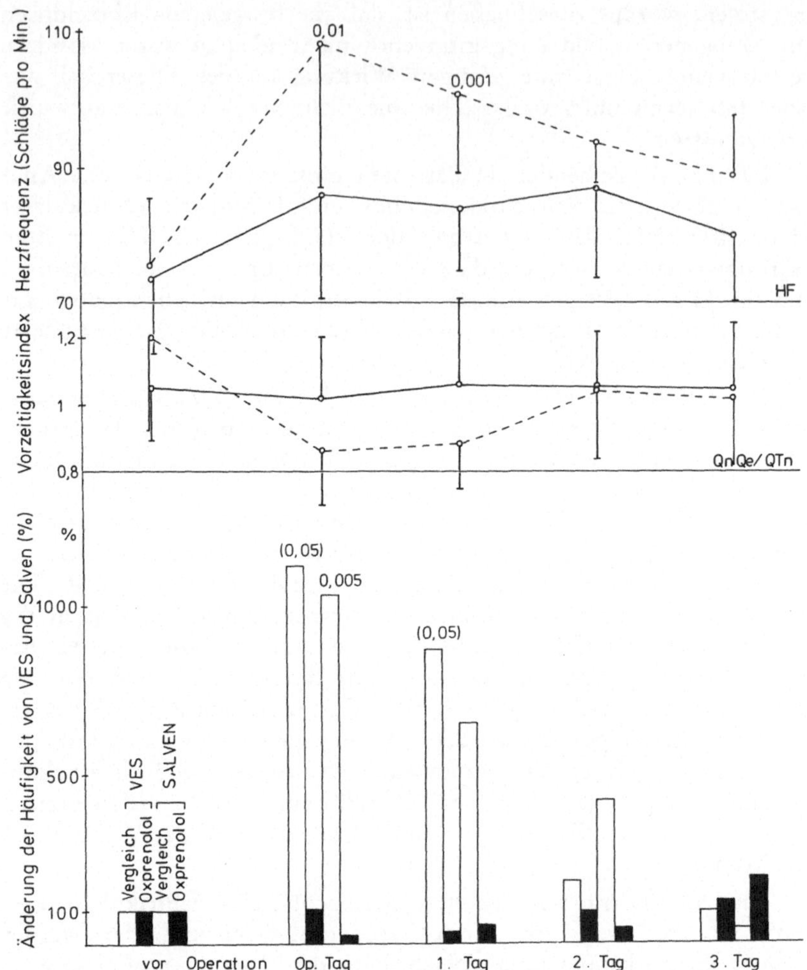

Abb. 19. Durchschnittliche Herzfrequenz und Vorzeitigkeitsindex prä- und postoperativ sowie prozentuale Häufigkeitsveränderung für ventrikuläre Extrasystolen und Salven bei Patienten unter prophylaktischer Gabe von Oxprenolol (———) und einer Vergleichsgruppe (----); siehe auch Tab. 6, S. 38; Angabe der Irrtumswahrscheinlichkeit für den Unterschied zwischen den beiden Gruppen

präoperativ festgestellt worden waren. Im übrigen traten keine *supraventrikulären tachykarden* Rhythmusstörungen auf.

Bei den 8 Patienten mit präoperativ nur vereinzelten *ventrikulären* Extrasystolen stieg die Häufigkeit der VES während der postoperativen Periode nicht an. Paarige VES und ventrikuläre *Salven* wurden nur vereinzelt registriert; sie kamen vor allem bei 3 Patienten vor, die präoperativ gehäufte VES aufwiesen. Der *Vorzeitigkeitsindex* blieb im Durchschnitt über 1,0.

Abb. 19 zeigt den Vergleich der Patienten mit zusätzlicher prophylaktischer Betablockade und jenen, die lediglich Deslanosid und Isosorbiddinitrat erhalten hatten, basierend auf den Zahlen der Tab. 6. Signifikante Unterschiede zwischen den beiden Gruppen bestanden unmittelbar postoperativ und am ersten postoperativen Tag für die Herzfrequenz sowie für die Häufigkeit ventrikulärer Extrasystolen und Salven, und zwar jeweils zugunsten der Gruppe mit prophylaktischer Verabreichung von Oxprenolol.

Für den Vorzeitigkeitsindex, der sich unter Betarezeptorenblockade gegenüber dem Ausgangswert nicht, ohne Blockade jedoch signifikant geändert hatte, war der Unterschied zwischen den Gruppen nicht signifikant. Fälle mit Komplikationen kamen in der Vergleichsgruppe signifikant ($p < 0,02$, Fisher-Test) häufiger vor.

3.4.7.3.4. Diskussion

Für die Verhütung beziehungsweise Verminderung postoperativer kardialer Komplikationen durch Betarezeptorenblockade, die sich auch im enger gefaßten Rahmen dieser selektierten Patienten zeigte, ergeben sich keine neuen Gesichtspunkte. Es sei daher auf Abschnitt 3.4.7.2. verwiesen.

Hinsichtlich der Verteilung präoperativ erkennbarer und intraoperativ entstandener Risiken auf die Prophylaxe- und die Vergleichsgruppe ist folgendes festzuhalten: Die Risikofaktoren Hypertonie, überstandener Myokardinfarkt und Hypercholesterinämie waren annähernd gleich verteilt. Herzfrequenz, Häufigkeit ventrikulärer Salven und Vorzeitigkeitsindex waren präoperativ nicht signifikant verschieden (Tab. 6). Im Hinblick auf jene 3 Patienten der Oxprenololgruppe, bei welchen die Häufigkeit der Extrasystolen in einer quantitativ nicht vergleichbaren Größenordnung lag – und unter Betablockade abnahm –, war das Risiko in dieser Gruppe insgesamt eher höher zu bewerten als im Vergleichskollektiv.

Der bedeutendste chirurgische Risikofaktor, nämlich die Operation im Aortoiliakalbereich war in beiden Gruppen gleich häufig. Hingegen waren die Eingriffe in der Prophylaxegruppe von kürzerer Dauer und wurden häufiger in Spinalanästhesie durchgeführt. In der Kontrollgruppe kam es deutlich – doch nicht signifikant – häufiger zum Absinken des systolischen Blutdrucks um $\geq 30\%$ für ≥ 10 Minuten. Trotzdem war die postoperative Anämie in der Prophylaxegruppe etwas stärker ausgeprägt.

Neben der bereits am größeren Krankengut festgestellten signifikanten Verminderung des postoperativen Anstiegs der Herzfrequenz konnte an den selektierten Patienten dieser Untersuchung eine wesentliche und signifikante Verringerung von Herzrhythmusstörungen durch postoperative Prophylaxe mit Oxprenolol beobachtet werden. Postoperative Arrhythmien haben die gleichen auslösenden Ursachen wie der Myokardinfarkt und das postoperative Herzversagen. Zum Teil werden sie durch diese Komplikationen ausgelöst (Kapitel 2.3.5.), wobei das Verletzungspotential beziehungsweise die Faserüberdehnung durch Dilatation eine zusätzliche Rolle spielen. Für die antiarrhythmische Wirkung der Betarezeptorenblockade während der postoperativen Streßperiode ergeben sich daher zwei Erklärungsmöglichkeiten: erstens eine direkte Antagonisierung arrhythmogener Effekte der Katecholamine (Wit et al., 1975), denen in der postoperativen Streßperiode eine erstrangige Bedeutung zukommt; zweitens Verhütung beziehungsweise Verringerung der Anzahl von komplizierenden Infarkten und Fällen mit Herzdilatation durch eine verbesserte myokardiale Sauerstoffbilanz unter Betarezeptorenblockade.

Unerwünschte Effekte fielen demgegenüber kaum ins Gewicht. Die kontinuierliche Überwachung von 11 Patienten mit Betarezeptorenblockade durch Oxprenolol in der durchschnittlichen oralen Dosierung von dreimal 40 mg/d ergab in keinem Fall Hinweise auf bradykarde Rhythmusstörungen durch Hemmung der Reizbildung oder Reizleitung. Lediglich in einem Fall (1509) mit renaler Funktionseinschränkung kam es zu einer geringgradigen Verlängerung der atrioventrikulären Überleitungszeit im Sinne eines AV-Blockes I. Grades, die nach Reduktion der Dosis reversibel war.

In einem Fall (1507) wurde Senkung der Häufigkeit ventrikulärer Extrasystolen von 10 pro Minute auf 10 pro Stunde durch die kombinierte Gabe von Oxprenolol und Chinidin mit einer Hemmung der Reizbildung im Sinusknoten mit vereinzelten Asystolien von 3 bis 4 Sekunden Dauer erkauft.

Zusammenfassend läßt sich daher feststellen, daß die Betarezeptorenblockade mit 120 mg Oxprenolol täglich während der frühpostoperativen Periode bei Patienten mit koronarer Herzkrankheit einen *prophylaktisch* günstigen Einfluß auf die Entstehung von tachykarden supraventrikulären und schweren ventrikulären Herzrhythmusstörungen bewirkte. Der Verlauf war in allen Fällen unkompliziert, und es wurden bei mehrtägiger Dauerüberwachung keine wesentlichen Reizbildungs- und Reizleitungsstörungen festgestellt. In 3 Fällen wurde die Häufigkeit von präoperativ bestehenden gehäuften ventrikulären Extrasystolen durch die Betablockade *therapeutisch* gesenkt.

3.4.7.4. Therapie postoperativer Rhythmusstörungen durch Betarezeptorenblockade

3.4.7.4.1. Einleitung

Alle Untersuchungsergebnisse, die durch die Analyse des kardialen Risikos in der postoperativen Periode gewonnen wurden, sprechen dafür, daß die primäre Ursache der kardialen Komplikationen in dieser Phase im unökonomisch erhöhten adrenergen Antrieb zu suchen ist, den das Herz bei Koronarsklerose nicht toleriert. Herzrhythmusstörungen sind der erste Indikator einer bedrohlichen kardialen Situation. Herzrhythmusstörungen, die durch Katecholamine ausgelöst werden, sind am wirksamsten durch eine Betarezeptorenblockade zu verhindern (Jewitt et al., 1969; Wit et al., 1975). Unter der Annahme, daß postoperative Arrhythmien am häufigsten durch die im Postaggressionssyndrom vermehrte Katecholaminausschüttung hervorgerufen werden, dürfte die therapeutische Anwendung von Betarezeptorenblockern auch in dieser speziellen Situation wertvoll sein. Einige Berichte über günstige Ergebnisse, die in der Herzchirurgie (Angelini et al., 1974; Matloff et al., 1968) und in der Intensivbetreuung nach allgemeinchirurgischen Eingriffen (Benz et al., 1973), vor allem bei supraventrikulären Tachyarrhythmien, erzielt wurden, liegen bereits vor. Wir haben im Rahmen der in den vorangehenden Kapiteln beschriebenen Untersuchung bei einigen wenigen Patienten postoperative Herzrhythmusstörungen mit Betablockern (Oxprenolol oder Pindolol) behandelt. Über die Erfahrungen mit diesen zum Teil schon vorher erwähnten Fällen sei hier im Zusammenhang berichtet.

3.4.7.4.2. Patienten und Methodik

Als therapiebedürftige Arrhythmien galten supraventrikuläre Tachykardien, Sinustachykardie mit ≥ 140 Schlägen pro Minute, Vorhoftachykardie, tachykardes Vorhofflimmern und die WPW-Tachykardie, ventrikuläre Rhythmusstörungen mit ≥ 10 ventrikulären Extrasystolen pro Minute, ventrikuläre Tachykardie und Kammerflimmern. 8 Patienten, bei welchen eine der genannten Rhythmusstörungen während der ersten 7 postoperativen Tage auftrat, wurden durch den Dysrhythmiemonitor „Servomed" (siehe Kapitel 2.3.2.) kontinuierlich überwacht. Das Durchschnittsalter betrug 60 Jahre. 6 Operationen waren gefäßchirurgische, 2 gastrointestinale Eingriffe. 7 Patienten wiesen eine koronare Herzkrankheit, 3 eine Hypertonie und 5 präoperative Herzrhythmusstörungen auf, 4 hatten früher einen Myokardinfarkt überstanden.

In jedem Fall wurde versucht, die postoperative Herzrhythmusstörung mit einem Betarezeptorenblocker allein (Pindolol, intravenös, be-

Tabelle 15. *Postoperative Herzrhythmusstörungen und Therapie. Frequenz und Häufigkeit: pro Minute. SR = Sinusrhythmus, (S)VES = (supra-)ventrikuläre Extrasystolen, S = ventrikuläre Salven, VHT = multifokale Vorhoftachykardie, VHF = Vorhofflimmern*

Patient	Vor Therapie ARRHYTHMIE	pro min		Antiarrhythmische Therapie	Nach Therapie RHYTHMUS	pro min	
		HF	VES			HF	VES
E. J. 1465	VHF	100	>10, S	Oxprenolol p.o.	SR	60	<5
L. M. 1111	VHF paroxysmal	190	10, S	Pindolol 0,2 mg/10 min i.v.	SR	95	0
K.-S.L. 1400	VHT 200 SVES	180	5–10, S	Pindolol 0,2 mg/4 h i.v.	VHF oder SR mit SVES	120	5–10
		160	0–3, S	Pindolol 1,0 mg/2 h i.v.	SR, SVES	105	0–2
				Pindolol 0,6 mg/Tag i.v.	SR, SVES	95	0
K. O. 817	ST Bifaszikulärer Block	155	0	Oxprenolol 2 mg/1 h i.v.	Bradykardie Asystolie (Exitus)	138 40	0
Sch. K. 896	SR	50–90	100–350 pro h, S	Oxprenolol 120 mg/24 h p.o.	SR	50–90	< 50/h S

T. L. 374	SR (SVES)	80–90	5–12	Oxprenolol 40 mg p.o.	SR	60	1–4 passagere Bradykardie 40/min
O. J. 888	SR	70–110	10–20, S	Oxprenolol 2 mg/5 h i.v.	SR	70–110	10–20, S
	SR	80–110	10–20, S	Pindolol 0,8 mg/2 h	SR	95–105	3–17
	SR	60–90	5–12	Oxprenolol 40 mg	SR	55–70	2–6
I. J. 2188	WPW Tachykardie	160	0–2	Oxprenolol 8 mg i.v. Pindolol 1 mg i.v. } /12 h	WPW	160	0–2
				Propafenon 70 mg i.v.	Frequenzabnahme während 20 min	80	>10
				Ajmalin 50 mg i.v.	Frequenzabnahme 20–35 min	70	>10, S
				Prajmalium 20 mg p.o.	Vorhofflattern VHF		
				Chinidin 0,6 p.o.	SR WPW	100	0–2

ziehungsweise Oxprenolol, oral oder intravenös) zu behandeln. Erst bei Nichtansprechen auf diese Therapie wurden Antiarrhythmika im engeren Sinne angewandt.

Die Rhythmusstörungen traten in 6 Fällen innerhalb der ersten 24 Stunden nach der Operation auf. In einem Fall stellte sich erst am zweiten postoperativen Tag eine Tachykardie bei WPW-Syndrom ein. Wie aus Tab. 15 hervorgeht, handelte es sich bei den anderen Fällen dreimal um supraventrikuläre Tachyarrhythmien mit zusätzlichen häufigen ventrikulären Extrasystolen und Salven: 2 Fälle von paroxysmalem Vorhofflimmern, die schon präoperativ bekannt waren, sowie eine multifokale Vorhoftachykardie (Shine et al., 1968) mit der Vorhoffrequenz von 190–250/min, der Kammerfrequenz bei Blockierung frühzeitiger Vorhoferregungen von 140–180/min, ventrikulären Extrasystolen und Salven. (Diese Rhythmusstörung wurde am siebenten postoperativen Tag, möglicherweise durch die Behandlung mit täglich 0,72 g Theophyllin-Äthylendiamin bei respiratorischer Insuffizienz, 0,2–0,6 mg Deslanosid bei eingeschränkter Nierenfunktion, 1,0 g Calcium gluconicum und 30 mg Zink-Protamin-Glukagon ausgelöst.) In einem Fall (K.O. 817) bestand eine Sinustachykardie von 155 Schlägen pro Minute infolge einer Pneumonie und einer gastrointestinalen Blutung. Häufige ventrikuläre Extrasystolen mit Salven bei Sinusrhythmus standen bei 3 Patienten im Vordergrund. Einer von diesen hatte präoperativ vereinzelt ventrikuläre, ein anderer supraventrikuläre Extrasystolen im Elektrokardiogramm gezeigt.

3.4.7.4.3. Ergebnisse

In Tab. 15 sind die behandelten Arrhythmien, Therapie und Ergebnisse kurz zusammengefaßt.

Im Fall E.J. 1465 wurde, nachdem postoperativ täglich Flimmertachykardien mit der Frequenz von 120–170/min aufgetreten waren, die durch Digitalisierung nicht beziehungsweise nur vorübergehend behoben werden konnten, am vierten Tag die Therapie mit dreimal 40 mg Oxprenolol oral pro Tag eingeleitet. Dadurch wurde zunächst die Kammerfrequenz auf durchschnittlich 80/min und die Häufigkeit ventrikulärer Extrasystolen von 10/min auf unter 5/min gesenkt. Schließlich wurde der Sinusrhythmus wiederhergestellt, der in den frühen Morgenstunden des folgenden Tages wieder von Vorhofflimmern abgelöst wurde. Dieses wurde durch die erste Oxprenololdosis behoben. Nach einem Auslaßversuch am siebenten und achten postoperativen Tag kam es neuerlich zu Vorhofflimmern mit der Durchschnittsfrequenz von 60/min, das durch Wiederaufnahme der Oxprenololtherapie endgültig behoben wurde.

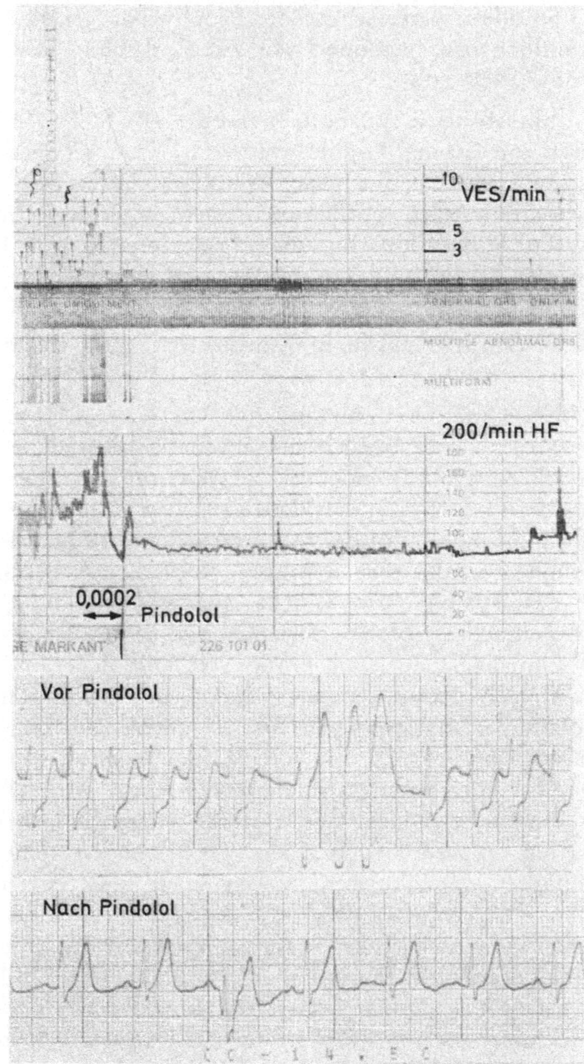

Abb. 20. Wirkung von Pindolol bei paroxysmalem Vorhofflimmern mit ventrikulären
Extrasystolen und Salven am ersten postoperativen Tag (Patient L. M. 1111)
Registrierung durch Dysrhythmiemonitor: Oben: VES/min. in Strichsymbolen. Striche
nach unten: Multiformität und Salven. HF = Herzfrequenz. Unten: Alarmschreibung
mit Uhrzeit

Das postoperative Vorhofflimmern bei L. M. 1111 wurde durch
Infusion von 0,2 mg Pindolol/30 min intravenös sofort behoben,
ebenso wie die begleitenden ventrikulären Extrasystolen und Salven

(Abb. 20). 6 Stunden später wurde die Prophylaxe mit 40 mg Oxprenolol achtstündlich oral begonnen. Bis zur Entlassung bestand Sinusrhythmus von 70–80/min.

Bei der multifokalen Vorhoftachykardie (K.-S. L. 1400) wurde durch Infusion von 1,0 mg Pindolol während 2 Stunden Sinusrhythmus von 105/min mit einzelnen supraventrikulären Extrasystolen erzielt. Ventrikuläre Extrasystolen wurden nicht mehr registriert. Im weiteren Tagesverlauf wurde der Sinusrhythmus durch Infusion von 1,4 mg, an den 10 folgenden Tagen durch 0,6 mg Pindolol intravenös pro Tag stabilisiert.

Patient K. O. 817 wurde in Kapitel 3.4.7.2.3. (Seite 100) beschrieben.

Die *ventrikulären* Rhythmusstörungen in der frühen postoperativen Periode wurden durch Betarezeptorenblocker ebenfalls deutlich gebessert. Bei Sch. K. 896 bestanden bis zum vierten postoperativen Tag ventrikuläre Extrasystolen mit der Häufigkeit von 100–350 pro Stunde, die durch 120 mg Oxprenolol per os innerhalb von 24 Stunden auf unter 50 pro Stunde gesenkt werden konnte. Bei T. L. 374 bestanden >10 ventrikuläre Extrasystolen pro Minute, supraventrikuläre Extrasystolen, die zum Teil austrittsblockiert waren, und nodale Extrasystolen in Salven. Die einmalige Gabe von 40 mg Oxprenolol per os reduzierte die ventrikulären Extrasystolen auf unter 5 pro Minute und führte kurzdauernd zur Verlangsamung der Sinusfrequenz oder zu sinuaurikulärer Reizleitungsverzögerung mit vereinzelten Asystolien von 2,7 Sekunden. Bei einer Durchschnittsfrequenz von 60 pro Minute blieb dies ohne hämodynamische Folgen. Bei O. J. 888 zeigte die intravenöse Infusion von 2 mg Oxprenolol innerhalb von 5 Stunden keine Wirkung auf die Häufigkeit ventrikulärer Extrasystolen und Salven und die Herzfrequenz. Die Infusion von 0,8 mg Pindolol innerhalb von 4 Stunden bewirkte eine leichte, die Infusion von 0,8 mg innerhalb von 2 Stunden einen deutlichen Rückgang der Häufigkeit während der Infusionsdauer. Eine orale Dosis von 40 mg Oxprenolol reduzierte die Häufigkeit der ventrikulären Ektopien für die Dauer von 5 Stunden auf etwa die Hälfte bei gleichzeitiger Abnahme der Herzfrequenz von 70 auf 60 Schläge pro Minute.

Bei I. J. 2188 trat am zweiten postoperativen Tag eine Tachykardie bei WPW-Syndrom auf. Sie wurde weder durch Digitalis noch durch Betarezeptorenblockade, wobei 8,0 mg Oxprenolol und zusätzlich 1,0 mg Pindolol innerhalb von 12 Stunden intravenös infundiert wurden, beeinflußt. Mit Ajmalin, Prajmalium und Propafenon konnte die Herzfrequenz von 180 pro Minute kurzfristig gesenkt werden, wobei die Häufigkeit ventrikulärer Extrasystolen zunahm und Vorhofflattern sowie Vorhofflimmern eintraten. Erst mit Chinidin gelang am sechsten postoperativen Tag die Normalisierung der Herzfrequenz.

3.4.7.4.4. Diskussion

Bei postoperativen Herzrhythmusstörungen, die eine Behandlung erfordern, kann es sich um neu aufgetretene Arrhythmien oder um die Verschlimmerung bereits vor der Operation bestehender Störungen handeln. Soweit nicht andere kardiale Komplikationen als unmittelbare Ursache in Betracht kommen, muß man annehmen, daß die adrenerge Überaktivität in der postoperativen Streßperiode als Auslöser im Vordergrund steht. Die Wirkungen der Katecholamine auf die Sinusfrequenz und auf die Membranstabilität mit einer Senkung der Flimmerschwelle (Wit et al., 1975) sind bekannt.

Außerdem wird das Auftreten von Herzrhythmusstörungen in der postoperativen Phase durch Elektrolytschwankungen, Azidose oder Alkalose, Hypoxie und Digitalisglykoside begünstigt. Faktoren dieser Art sollten vor jeder weiteren therapeutischen Maßnahme korrigiert werden.

Wenn die Arrhythmie wegen ihrer hämodynamischen Auswirkung eine spezielle Behandlung erfordert, müssen dabei kardiodepressive Effekte nach Möglichkeit vermieden werden, um das Risiko einer Herzinsuffizienz gering zu halten. Antiarrhythmika mit ausgeprägter membranstabilisierender und negativ inotroper Wirkung vom Typ des Chinidins sollten vor allem dort eingesetzt werden, wo eine organische Schädigung der Zellmembran Hauptursache der Rhythmusstörung ist, zum Beispiel bei schweren ventrikulären Arrhythmien.

Wenn die Arrhythmie durch erhöhte Katecholaminkonzentration ausgelöst wurde und aufrechterhalten wird, bieten sich Betarezeptorenblocker als Mittel der ersten Wahl an. Schon aufgrund unseres kleinen Krankenguts läßt sich annehmen, daß für die meisten Herzrhythmusstörungen – supraventrikuläre wie ventrikuläre – in der frühen postoperativen Phase die adrenerge Pathogenese maßgebend ist. Für die Auswahl eines geeigneten Betarezeptorenblockers kommen aus den oben erwähnten Gründen vor allem Präparate mit geringer membranstabilisierender und zusätzlicher sympathikomimetischer Eigenwirkung in Betracht. Die von uns benutzten Präparate Oxprenolol und Pindolol scheinen dieser Anforderung zu genügen, obwohl die geringe Fallzahl eine vergleichende und endgültige Bewertung verbietet und auch die Frage der Grenzen des therapeutisch optimalen Dosierungsbereichs noch offen ist. Eine Ausdehnung dieser präliminären Untersuchungen auf ein größeres Krankengut wäre daher wünschenswert.

Das aus mehreren Gründen in der postoperativen Phase erhöhte Risiko einer Herzinsuffizienz – insbesondere bei Koronarkranken –

macht jedoch eine sorgfältige Überwachung der Therapie erforderlich, auch wenn ein Betarezeptorenblocker mit gesamthaft geringer kardiodepressiver Wirkung zur Anwendung kommt. Zu achten ist dabei unter anderem auf ein Absinken der Herzfrequenz in den bradykarden Bereich. Derartige Episoden wurden in unserer Studie bei 2 Fällen beobachtet. Bei Patient T.L. 374 kam es unter 40 mg Oxprenolol zu passagerer Bradykardie beziehungsweise zur pathologischen Verlängerung der sinoaurikulären Überleitung einzelner Erregungen, was sich jedoch nicht merklich auf die Hämodynamik auswirkte. Bei Patient K.O. 817, bei dem vorher ein bifaszikulärer Block festgestellt, aber in desolater Situation ein therapeutischer Einsatz von Oxprenolol versucht wurde, kam es im Anschluß an 2 mg intravenös über 1 Stunde zu dem gleichen Phänomen kurz vor dem Tod im Blutungsschock. Ein ursächlicher Zusammenhang ist hier fraglich, zumal in anderen Fällen die Dosis von 2 mg intravenös als Dauerinfusion keine merkbare Wirkung auf Herzfrequenz oder ektope Reizbildung gezeigt hatte.

Zusammenfassend läßt sich feststellen, daß tachykarde supraventrikuläre und ventrikuläre Arrhythmien während der postoperativen Streßperiode bei 7 der 8 von uns behandelten Patienten auf die Therapie mit Betarezeptorenblockern ansprachen. Die Verwendung von Substanzen mit geringem kardiodepressiven Gesamteffekt, wie Oxprenolol oder Pindolol, in dieser Situation dürfte ungünstige Auswirkungen auf die Hämodynamik auf ein Mindestmaß herabsetzen. Dennoch ist es angezeigt, neben der Berücksichtigung von Kontraindikationen und sorgfältiger Dosierung auf das Auftreten einer Bradykardie während der Behandlung sorgfältig zu achten.

3.5. Kombinierte medikamentöse Prophylaxe postoperativer kardialer Komplikationen

Aufgrund der in den vorangehenden Kapiteln niedergelegten Erfahrungen wird folgendes Vorgehen empfohlen:

Indikationen zu einer medikamentösen Prophylaxe postoperativer kardialer Komplikationen sind die *myokardiale Insuffizienz,* die *koronare Herzkrankheit* und die *Hypertonie,* die häufig bei einem Patienten nebeneinander bestehen. Schon aus diesem Grund ist dabei die *gleichzeitige* Anwendung von *Digitalisglykosiden, Nitraten* und *Betarezeptorenblockern* angezeigt. Darüber hinaus hat sich erwiesen, daß diese Kombination an sich insofern vorteilhaft ist, als unerwünschte Effekte der Einzelsubstanzen zum Teil durch die anderen Substanzen ausgeglichen werden (Russek, 1968).

Die Steigerung der Herzfrequenz, die nach einer plötzlichen Vasodilatation durch Nitrate auftreten kann, wird durch Betarezeptorenblockade verhindert. Die unter Betablockade mögliche Zunahme der diastolischen Ventrikelfüllung, die durch die Erhöhung der myokardialen Wandspannung den Sauerstoffverbrauch steigern würde, wird durch das venöse Pooling durch Nitrate abgefangen. Nitroderivate mit Wirkung auf den arteriellen Teil des Gefäßsystems, wie Nitroprussidnatrium und in geringerem Ausmaß Isosorbiddinitrat, heben die Vasokonstriktion durch Betarezeptorenblocker auf, die infolge der Demaskierung des alphaadrenergen Tonus eintreten kann. Die Kombination mit Digitalis schließlich verhindert eine zu stark negative inotrope Wirkung der Betarezeptorenblockade. Im einzelnen läßt sich daher die allgemeine Indikation wie folgt präzisieren:

Digitalis wird bei jeder der genannten Indikationen verabreicht, ebenso *Isosorbiddinitrat,* jedoch nur bis zu einer unteren Grenze des systolischen Blutdrucks von durchschnittlich 110–120 mm Hg. Das Blutvolumen, der Grad der Arteriosklerose, ihre zerebrovaskuläre Ausbreitung und die orthostatische Regulation sind dabei zu berücksichtigen. Danach ist über die Höhe der Einzeldosis oder die Gabe von Präparaten mit protrahierter Wirkstoffabgabe zu entscheiden.

Im Gegensatz zu Digitalisglykosiden und Isosorbiddinitrat, die schon präoperativ, letzteres auch intraoperativ, angewandt werden, wird aufgrund der bisher vorliegenden Erfahrungen die *prophylaktische* Anwendung von *Betarezeptorenblockern* erst während der *postoperativen Streßperiode* zur Senkung der pathologisch gesteigerten Sympathikusaktivität auf das für das Herz optimale Ausmaß empfohlen.

Indikationen zur Prophylaxe sind die *koronare Herzkrankheit,* die *Hypertonie* sowie präoperativ festgestellte *Rhythmusstörungen* (supraventrikuläre Tachykardien und Tachyarrhythmien, häufige ventrikuläre Extrasystolen). Liegt eine organische Herzkrankheit mit eingeschränkter Auswurfleistung vor, sind in der Regel Betarezeptorenblocker mit sympathikomimetischer Eigenwirkung vorzuziehen. Bei toxisch oder hormonell ausgelösten Arrhythmien könnten Betablocker mit stärkerer chinidinähnlicher Wirkung von Vorteil sein.

Die *Dosierung* muß die Gegebenheiten im Einzelfall und die Intensität der Streßreaktion berücksichtigen. Meist sind relativ *geringe* Dosen erforderlich, um die gefährlichen Spitzen der adrenergen Stimulation wirksam zu blockieren. Als *Kontraindikation* gegen die prophylaktische Anwendung von Betarezeptorenblockern sind Bradykardie unter 50/min und Hypotonie mit systolischen Druckwerten ≤ 100 mm Hg hervorzuheben. Bei einem systolischen Blutdruck zwischen 100 und 140 mm Hg muß über die Indikation der Betablocker im Einzelfall entschieden werden.

Bei Herzinsuffizienz werden Betarezeptorenblocker vor der Rekompensation nicht verabreicht. Besteht jedoch eine Tachykardie über 100–120/min, kann die Auswurfleistung durch Frequenzsenkung mit

Hilfe von Betablockern unter sorgfältiger Überwachung erhöht werden.

Hypovolämie und Hämorrhagie stellen unseres Erachtens keine absolute Kontraindikation gegen eine Betablockade dar, da durch Frequenzsenkung und damit bessere Ventrikelfüllung die Herzarbeit ökonomisiert und durch erhöhte Oxyhämoglobindissoziation die Gewebshypoxie verbessert werden kann. Es ist jedoch zu betonen, daß Bluttransfusion und Volumensubstitution die erstrangigen therapeutischen Maßnahmen bleiben und der Anwendung von Betablockern bei Hypovolämie stets vorangehen müssen.

3.6. Zusammenfassung und Schlußfolgerungen

Die Prophylaxe postoperativer kardialer Komplikationen hat die Optimierung der myokardialen Sauerstoffzufuhr und die Senkung des kardialen Sauerstoffverbrauchs zum Ziel. Um das Überleben des durch Ischämie gefährdeten Myokards während der mehrtägigen postoperativen Streßperiode soweit möglich zu gewährleisten, ist die Herzleistung auf das minimal erforderliche Maß einzuschränken und eine im Hinblick auf den Wirkungsgrad ökonomische Arbeitsweise anzustreben.

Digitalisglykoside wirken den negativ inotropen Einflüssen der Anästhesie, der Azidose und einer eventuellen Sepsis entgegen. Durch die bessere Entleerung des volumenüberlasteten Herzens wirken Digitalisglykoside bei Insuffizienz sauerstoffsparend und kardioprotektiv.

Die perioperative Digitalisprophylaxe hat zu einer deutlichen Senkung der Häufigkeit des postoperativen Herzversagens und der Letalität geführt. Die Häufigkeit des Myokardinfarkts wurde hingegen nicht beeinflußt. Die weiter oben gegebenen Empfehlungen für die perioperative Anwendung von Digitalis beruhen auf Angaben in der Literatur und eigenen Erfahrungen.

Anhand des klinisch-pharmakologischen Wirkungsspektrums der *Nitrate* in Anlehnung an die günstigen klinischen Erfahrungen mit Nitraten bei Herzinsuffizienz und Myokardinfarkt sowie aufgrund eigener Resultate wurde eine prospektive Studie mit Isosorbiddinitrat, das bei koronarer Herzkrankheit und Hypertonie prä-, intra- und postoperativ verabreicht wurde, durchgeführt. Im Rahmen dieser Studie wurde die Häufigkeit des postoperativen Myokardinfarkts, des Herzversagens und der kardialen Letalität signifikant unter den Erwartungswert, der aus den vorliegenden Risikofaktoren ermittelt wurde, gesenkt. Aufgrund der Ergebnisse wird die perioperative Nitratprophylaxe bei Patienten mit manifester oder latenter Herzinsuffizienz, Hypertonie und koronarer Herzkrankheit empfohlen.

Aus zahlreichen experimentellen und klinischen Daten ist eine kardioprotektive Wirkung der *Betarezeptorenblocker* bei Koronarinsuffizienz ersichtlich. Die daraus resultierenden Argumente für ihre Anwendung beim kardialen Risikopatienten in der Chirurgie wurden durch eine experimentelle Studie der Wirkung von Oxprenolol im hämorrhagischen Schock des Hundes ergänzt. Dabei wurde nachgewiesen, daß die Entstehung von subendokardialen Nekrosen im Blutungsschock durch Betarezeptorenblockade signifikant gehemmt werden kann, ohne daß die Auswurfleistung des Herzens wesentlich verringert wird. Der Schockverlauf, die metabolische Situation und die Neigung zu Rhythmusstörungen sowie letalem Kammerflimmern wurden günstig beeinflußt. An dem positiven Gesamtergebnis dürften folgende Einzeleffekte der Betablockade beteiligt sein: Verhinderung des extremen Anstiegs der Herzfrequenz, Ausgleich der metabolischen Azidose sowie wahrscheinlich die sympathikomimetische Eigenwirkung von Oxprenolol, das in dieser Versuchsanordnung und Fragestellung bis dahin noch nicht untersucht worden war.

Nach einem Überblick über die bisher bekannten Anwendungsgebiete für Betarezeptorenblocker in der Chirurgie wurde über erste Erfahrungen mit einer prophylaktischen perioperativen Betablockade bei Patienten mit koronarer Herzkrankheit und Hypertonie zur Prävention postoperativer kardialer Komplikationen berichtet. In einer randomisierten, prospektiven Studie wurden 100 Patienten untersucht. Unter prä- und postoperativer Medikation mit Oxprenolol betrug die Häufigkeit des postoperativen Myokardinfarkts 2% gegenüber 15% (p < 0,05), die Häufigkeit der kardialen Dekompensation 10% gegenüber 26% (p < 0,05), die Letalität aus primär kardialen Ursachen 6% gegenüber 11%. Tachyarrhythmien mit Beeinträchtigung der Hämodynamik, die in der Vergleichsgruppe in 5% der Fälle auftraten, wurden durch die Betablockade verhindert. Demgegenüber führte der Betablocker in einem Fall zu einer letal verlaufenden bradykarden Rhythmusstörung. Insgesamt traten bei Betablockade 10, in der Vergleichsgruppe 31 kardiale Komplikationen auf, und zwar in 10% der Fälle mit Blockade und in 30% der Fälle ohne Blockade (p < 0,025).

Im Anschluß an die Ergebnisse dieser Studie wurde über die separate Auswertung von 12 Fällen berichtet, bei denen Herzrhythmusstörungen durch kontinuierliche Überwachung mittels eines Arrhythmiecomputers mit Trend- und Alarmschreibung nahezu quantitativ erfaßt werden konnten. Dabei ergab sich eine signifikante Hemmung von Sinustachykardie, supraventrikulären Tachyarrhythmien, ventrikulären Extrasystolen und Salven sowie des R-auf-T-Phänomens während der unmittelbar postoperativen Periode durch die prophylaktische Verabreichung von Oxprenolol. Die Häufigkeit präoperativ bestehender ventrikulärer Extrasystolen wurde postoperativ durch die Betablockade gesenkt.

Bei 8 weiteren Patienten traten postoperativ Tachyarrhythmien mit Beeinträchtigung der kardialen Auswurfleistung auf. Bei 7 dieser Patienten konnten supraventrikuläre und ventrikuläre Rhythmusstörungen durch therapeutische Anwendung von Oxprenolol oder Pindolol behoben beziehungsweise gebessert werden, woraus auf eine maßgebliche Verursachung durch das spezifische postoperative Streßsyndrom zu schließen ist. Die Herzfunktion wurde durch die Betablockade gebessert.

Bei keinem der durch Dauerüberwachung kontrollierten 20 Patienten traten infolge der Betablockade bradykarde Arrhythmien mit klinisch feststellbarer Beeinträchtigung der Hämodynamik ein. Mit Hilfe des Arrhythmiecomputers wurden in 2 Fällen kurzdauernde bradykarde Perioden unter Oxprenolol nachgewiesen.

Aufgrund der Ergebnisse ist anzunehmen, daß bei tachykarden supraventrikulären und ventrikulären Arrhythmien der postoperativen Streßperiode, die hauptsächlich durch inadäquate adrenerge Stimulation in dieser Phase bedingt sind, Betablocker das Mittel der ersten Wahl zur Prophylaxe und Therapie darstellen.

Weitere Studien zur Überprüfung dieser Annahme sind wünschenswert. Die Erfahrungen mit der prophylaktischen Anwendung von Betarezeptorenblockern prä- und postoperativ sprechen im übrigen dafür, daß Präparate mit geringer kardiodepressiver Wirkung den Vorzug verdienen, da ihre Anwendung mit einem geringeren Risiko des bradykarden Herzversagens einhergehen dürfte. Diesem Risiko steht eine Reihe beträchtlicher Vorteile gegenüber: Durch Betablockade wird beim koronarinsuffizienten und hypertrophen Herzen der myokardiale Sauerstoffbedarf gesenkt, das Herz gegen den tagelang gesteigerten Katecholaminantrieb während der postoperativen Streßperiode abgeschirmt und demzufolge die Häufigkeit bedrohlicher Herzrhythmusstörungen, der ischämisch bedingten Herzinsuffizienz und des Myokardinfarkts gesenkt.

Bei definierten Risikopatienten dürfte also die prophylaktische Anwendung von Betablockern zumindest während der postoperativen Periode, möglicherweise auch schon präoperativ, unter Berücksichtigung der Kontraindikationen und bei sorgfältiger Überwachung zu empfehlen sein. Eine derartige Anwendung von Betablockern erscheint besonders sinnvoll im Rahmen einer kombinierten medikamentösen Prophylaxe, zusammen mit Digitalisglykosiden und Isosorbiddinitrat. Auf die Vorteile dieser Kombination wurde hingewiesen, und es wurde versucht, die Indikation für die kombinierte medikamentöse Prophylaxe postoperativer kardialer Komplikationen zu umreißen.

Literatur

Ahlmark, G., Saetre, H., Korsgren, M.: Reduction of sudden deaths after myocardial infarction. Lancet *II*, 1563 (1974).

Ahlquist, R. P.: A study of the adrenotropic receptors. Amer. J. Physiol. *153*, 586 (1948).

Albrecht, M., Clowes, G. H. A., jr.: The increase of circulatory requirements in the presence of inflammation. Surgery *56*, 158 (1964).

Aldermann, E. L., Coltart, D. J., Wettach, G. E., Harrison, D. C.: Coronary artery syndromes after sudden propranolol withdrawal. Ann. Intern. Med. *81*, 625 (1974).

Angelini, P., Feldman, M. I., Lufschanowski, R., Leachman, R. D.: Cardiac arrhythmias during and after heart surgery: Diagnosis and management. Progr. cardiovasc. Dis. *16*, 469 (1974).

Appel, A.: Digitalisierung in der Chirurgie – aktuelle Richtlinien. Münch. med. Wschr. *115*, 2143 (1973).

Archie, J. P., jr.: Intramyocardial pressure: the effect of preload on the transmural distribution of systolic coronary blood flow. Amer. J. Cardiol. *35*, 904 (1975).

Arkins, R., Smessaert, A. A., Hicks, R. G.: Mortality and morbidity in surgical patients with coronary artery disease. J. amer. med. Ass. *190*, 485 (1964).

Armstrong, P. W., Chiong, M. A., Parker, J. O.: Effects of propranolol on the hemodynamic, coronary sinus blood flow and myocardial metabolic response to atrial pacing. Amer. J. Cardiol. *40*, 83 (1977).

Armstrong, P. W., Walker, D. C., Burton, J. R., Parker, J. O.: Vasodilator therapy in acute myocardial infarction. Circulation *52*, 1118 (1975).

Askenazi, J., Maroko, P. R.: Prevention of hypoxia-induced myocardial damage by propranolol in dogs with partial coronary occlusions. Clin. Res. *23*, 561 A (1975). (Abstract.)

Avenhaus, H., Lüderitz, B., Strauer, B. E., Bolte, H. D., Riecker, G.: Kardiale Wirkung von Glucagon. Dtsch. med. Wschr. *96*, 702 (1971).

Bache, R. J., Ball, R. M., Cobb, F. R., Rembert, J. C., Greenfield, J. C., jr.: Effects of nitroglycerin on transmural myocardial blood flow in unanesthetized dog. J. clin. Invest. *55*, 1219 (1975).

Bárány, M.: ATPase activity of myosin correlated with speed of muscle shortening. J. gen. Physiol. *50*, Suppl., 197–218 (1967).

Baroldi, G.: Different types of myocardial necrosis in coronary heart disease: a pathophysiologic review of their functional significance. Amer. Heart J. *89*, 742 (1975).

Becker, L. C., Fortuin, N. J., Pitt, B.: Effect of ischemia and antianginal drugs on the distribution of radioactive microspheres in the canine left ventricle. Circ. Res. *28*, 263 (1971).

Benchimol, A., Ellis, J. G., Diamond, E. G., Wu, T.: Hemodynamic consequences of atrial and ventricular arrhythmias in man. Amer. Heart J. *70*, 775 (1965).

Benesch, R., Benesch, R. E.: The effect of organic phosphates from human erythrocytes on the allosteric properties of hemoglobin. Biochem. Biophys. Res. Commun. *26*, 162 (1967).

Benesch, R. E., Benesch, R.: The reaction between diphosphoglycerate and hemoglobin. Fed. Proc. *29*, 1101 (1970).

Benz, G., Herden, H.-N., Lawin, P.: Tachykarde Rhythmusstörungen nach Operation und Trauma und ihre Beeinflussung mit einem neuen Betarezeptorenblocker. Z. prakt. Anästh. *8*, 9 (1973).

Berry, J. W., Carney, R., Lankford, H.: Clinical experience with isosorbide dinitrate (isordil). Angiology *12*, 254 (1961).

Bertrand, C. A., Steiner, N. V., Jameson, A. G., Lopez, M.: Disturbances of cardiac rhythm during anesthesia and surgery. J. amer. med. Ass. *216*, 1615 (1971).

Bing, R. J.: Cardiac metabolism. Physiol. Rev. *45*, 171 (1965).

Blackburn, H., Keys, A., Taylor, H. L., Thorsen, R. D., Canner, J. L., Womelsdorf, A. H.: The frequency and prognosis of ventricular ectopic beats in middle aged man. Amer. J. Cardiol. *33*, 127 (1974). (Abstract.)

Bleifeld, W., Hanrath, P.: Die hämodynamische Basis der Therapie des akuten Myokardinfarktes. Dtsch. med. Wschr. *100*, 1345 (1975).

Borer, J. S., Kent, K. M., Goldstein, R. E., Epstein, St. E.: Nitroglycerin induced reduction in the incidence of spontaneous ventricular fibrillation during coronary occlusion in dogs. Amer. J. Cardiol. *33*, 517 (1974).

Brachfeld, N.: Metabolic evaluation of agents designed to protect the ischemic myocardium and to reduce infarct size. Amer. J. Cardiol. *37*, 528 (1976).

Braunwald, E., Maroko, P. R.: The reduction of infarct size. Circulation *50*, 206 (1974).

Brunton, T. L.: On the use of nitrite of amyl in angina pectoris. Lancet *II*, 97 (1867).

Bucher, H. W., Stucki, P.: The effect of various beta-receptor blocking agents on platelet aggregation. Experientia (Basel) *25*, 280 (1969).

Büchner, F.: Herzhypertrophie und Herzinsuffizienz in der Sicht der modernen Pathologie. Dtsch. med. Wschr. *96*, 146 (1971).

Bussmann, W. D., Löhner, J., Kaltenbach, M.: Orally administered isosorbide dinitrate in patients with and without left ventricular failure due to acute myocardial infarction. Amer. J. Cardiol. *19*, 91 (1977).

Caralps, J. M., Mulet, J., Wienke, H. R., Moran, J. M., Pifarre, R.: The results of coronary artery surgery in patients receiving propranolol. J. thorac. cardiovasc. Surg. *67*, 526 (1974).

Carlson, E. L., Selinger, S. L., Utley, J., Hoffman, J. I. E.: Intra-myocardial distribution of blood flow in hemorrhagic shock in anesthetized dogs. Amer. J. Physiol. *230*, 41 (1976).

Carruthers, M. E., Taggart, P., Salpekar, P. D., Gatt, J. A.: Einige metabolische Wirkungen der Betablockade auf die Temperaturregulation sowie auf traumatisch bedingte Stoffwechselveränderungen. Therapiewoche *25*, 4286 (1975).

Chatterjee, K., Parmley, W. W., Ganz, W., Forrester, J., Walinsky, P., Crexells, C., Swan, H. J. C.: Hemodynamic and metabolic responses of vasodilator therapy in acute myocardial infarction. Circulation *48*, 1183 (1973).

Chiang, B. N., Perlmann, L. V., Ostrander, L. D.: Relationship of premature systoles to CHD and sudden death in the Tecumseh epidemiological study. Ann. Intern. Med. *70*, 1159 (1969).

Chiariello, M., Gold, H. K., Leinbach, R. C., Davis, M. A., Maroko, P. R.: Comparison between the effects of nitroprusside and nitroglycerin on ischemic injury during acute myocardial infarction. Circulation *54*, 766 (1976).

Clairmont, P., Brunner, W.: Allgemeine Gegenanzeigen bei nichtdringlichen chirurgischen Eingriffen. Stuttgart: F. Enke. 1936.

Clowes, G. H. A., jr., Del Guercio, L. R.: Circulatory response to trauma of surgical operations. Metabolism *9*, 67 (1960).

Cohen, M. V., Downey, J. M., Sonnenblick, E. H., Kirk, E. S.: The effects of nitroglycerin on coronary collaterals and myocardial contractility. J. clin. Invest. *52*, 2836 (1973).

Cohn, J. N., Franciosa, J. A.: Vasodilator therapy of cardiac failure. N. Engl. J. Med. *297*, 27–31, 254–258 (1977).

Cohn, J. N., Mathew, K. J., Franciosa, J. A., Snow, J. A.: Chronic vasodilator therapy in the management of cardiogenic shock and intractable left ventricular failure. Ann. Intern. Med. *81*, 777 (1974).

Corday, E.: Interventions that might influence viability of ischemic jeopardized myocardium. Amer. J. Cardiol. *37*, 461 (1976).

Cox, J. L., McLaughlin, V. W., Flowers, N. C., Horan, L. G.: The ischemic zone surrounding acute myocardial infarction. Its morphology as detected by dehydrogenase staining. Amer. Heart J. *76*, 650 (1968).

Crexells, C., Chatterjee, K., Forrester, J. S., Dikshit, K., Swan, H. J. C.: Optimal level of filling pressure in the left side of the heart in acute myocardial infarction. N. Engl. J. Med. *289*, 1263 (1973).

Crowell, J. W., Smith, E. E.: Oxygen deficit and irreversible hemorrhagic shock. Amer. J. Physiol. *206*, 313 (1964).

Dale, H. H.: On some physiological actions of ergot. J. Physiol. Lond. *34*, 163 (1906).

Dana, J. B., Ohler, R. L.: Influence of heart disease on surgical risk. J. amer. med. Ass. *162*, 878 (1956).

Dashkoff, N., Roland, J.-M. A., Varghese, P. J., Pitt, B.: Effect of nitroglycerin on ventricular fibrillation threshold of nonischemic myocardium. Amer. J. Cardiol. *38*, 184 (1976).

Davies, R. O.: β-blockers in the management of myocardial ischemia. In: Comparative pathology of the heart (Adv. Cardiol., Vol. 13), S. 315. Basel: Karger. 1974.

De Blasi, S.: The management of the patient with phaeochromocytoma. Brit. J. Anaesth. *38*, 740 (1966).

Denney, J. L., Denson, J. S.: Risk of surgery in patients over 90. Geriatrics *27*, 115 (1972).

Deutsch, S., Dalen, J. E.: Indications for prophylactic digitalization. Anesthesiology *30*, 648 (1969).

Dintenfass, L., Lake, B.: Betablockers and blood viscosity. Lancet *I*, 1026 (1976).

Dorigotti, L.: Competitive antagonism of isoprenaline induced cardiac necroses by beta-adrenoreceptor blocking agents. J. Pharm. Pharmacol. *21*, 188 (1969).

Dreifus, L. S., Rabbino, M. D., Watanabe, Y., Tabesch, E.: Arrhythmias in the postoperative period. Amer. J. Cardiol. *12*, 431 (1963).

Dripps, R. D., Lamont, A., Eckenhoff, J. E.: Role of anesthesia in surgical mortality. J. amer. med. Ass. *178*, 261 (1961).

Driscoll, A. C., Hobika, J. H., Etsten, B. E., Proger, S.: Unrecognized myocardial infarction following surgery. N. Engl. J. Med. *264*, 633 (1961).

Entmann, M. L., Hackel, D. B., Martin, A. M., Mikat, E., Chang, J.: Prevention of myocardial lesions during hemorrhagic shock in dogs by pronethalol. Arch. Path. *83*, 392 (1967).

Epstein, St. E., Braunwald, E.: Beta-adrenergic receptor blocking drugs. N. Engl. J. Med. *275*, 1106 (1966).

Epstein, St. E., Goldstein, R. E., Redwood, D. R., Kent, K. M., Smith, E. R.: The early phase of acute myocardial infarction: pharmacologic aspects of therapy. Ann. Intern. Med. *78*, 918 (1973).

Epstein, St. E., Kent, K. M., Goldstein, R. E., Borer, J. S., Redwood, D. R.: Reduction of ischemic injury by nitroglycerin during acute myocardial infarction. N. Engl. J. Med. *292*, 29 (1975).

Euler-Rolle, J., Priesching, A., Vormittag, E., Tschakaloff, C., Polterauer, P.: Prevention of cardiac complications during whole body hyperthermia by betareceptor blockade. In: Cancer Therapy by Hyperthermia and Radiation (Streffer, Ch., Hrsg.), S. 302. Baltimore–München: Urban & Schwarzenberg. 1978.

Ewy, G. A., Kapadia, G. G., Yao, L., Lullin, M., Marcus, F. T.: Digoxin metabolism in the elderly. Circulation *34*, 449 (1969).

Faerchtein, I., Roque, A. F., Kastansky, L.: Long-term treatment of angina pectoris with MK-950. In: Beta-adrenergic blocking agents in the management of hypertension and angina pectoris (Magnani, B., Hrsg.). New York: Raven Press. 1974.

Fam, W. M., McGregor, M.: Effect of nitroglycerin and dipyridamole on regional coronary resistance. Circ. Res. *22*, 649 (1958).

Fam, W. M., McGregor, M.: Effect of coronary vasodilator drugs on retrograde flow in areas of chronic myocardial ischemia. Circ. Res. *15*, 355 (1964).

Faulkner, S. L., Hopkins, J. T., Boerth, R. C., Young, J. L., jr., Jellett, L. B., Nies, A. S., Bender, H. W., Shand, D. G.: Time required for complete recovery from chronic propranolol therapy. N. Engl. J. Med. *289*, 607 (1973).

Feyrter, F.: Über eine neue Lipoid- bzw. Lipoproteidfärbung (Einschlußfärbung in einem Weinsteinsäure-Kresylechtviolett-Gemisch). Mikroskopie (Wien) *1*, 49 (1946).

Finlay, W. E., Dykes, W. S.: Cardiac arrhythmia during hypothermia controlled by propranolol. Anaesthesia *23*, 631 (1968).

Flaherty, J. T., Reid, P. R., Kelly, D. T., Taylor, D. R., Weisfeldt, M. L., Pitt, B.: Intravenous nitroglycerin in acute myocardial infarction. Circulation *51*, 132 (1975).

Fleckenstein, A.: Physiologie und Pathophysiologie des Myokardstoffwechsels im Zusammenspiel mit den bioelektrischen und mechanischen Fundamentalprozessen. In: Das Herz des Menschen (Bargmann, W., Doerr, W., Hrsg.). Stuttgart: G. Thieme. 1963.

Fleckenstein, A., Döring, H. J., Kammermeier, H.: Beziehung zwischen den Spiegeln an energiereichem Phosphat und verschiedenen Insuffizienzformen. In: Herzinsuffizienz, Pathophysiologie und Klinik (Reindell, H., Keul, J., Doll, E., Hrsg.). Stuttgart: G. Thieme. 1968.

Fleckenstein, A., Janke, J., Döring, H. J., Leder, O.: Myocardial fiber necrosis due to intracellular Ca overload – a new principle in cardiac pathophysiology. In: Recent advances in studies on cardiac structure and metabolism, Vol. 4: Myocardial Biology (Dhalla, N. S., Hrsg.), S. 563. München-Berlin-Wien: Urban & Schwarzenberg. 1974.

Franciosa, J. A., Guiha, N. H., Limas, C. J., Rodriguera, E., Cohn, J. N.: Improved left ventricular function during nitroprussid infusion in acute myocardial infarction. Lancet *1*, 650 (1972).

Franciosa, J. A., Mikulic, E., Cohn, J. N., Jose, E., Fabic, A.: Hemodynamic effects of orally administered isosorbide dinitrate in patients with congestive heart failure. Circulation *50*, 1020 (1974).

Frishman, W. H., Weksler, B., Christodoulou, P., Smithen, Ch., Killip, Th.: Reversal of abnorm platelet aggregability and change in exercise tolerance in patients with angina pectoris following oral propranolol. Circulation *50*, 887 (1974).

Gettes, L. S.: Beta-adrenergic blocking drugs in the treatment of cardiac arrhythmias. Cardiovasc. Clin. *2*, 211 (1970).

Ghosh, P., Pakrashi, B. C.: Cardiac dysrhythmias after thoracotomy. Brit. Heart J. *34*, 374 (1972).

Glaviano, V. V., Klouda, M. A.: Myocardial catecholamines and stimulation of stellate ganglion in hemorrhagic shock. Amer. J. Physiol. *209*, 751 (1965).

Gold, H. K., Leinbach, R. C., Sander, C. A.: Use of sublingual nitroglycerin in congestive heart failure following acute myocardial infarction. Circulation *46*, 839 (1972).

Goldberg, A. H., Maling, H. M., Gaffney, T. E.: The value of prophylactic digitalization on halothane anaesthesia. Anesthesiology *23*, 207 (1962).

Goldman, L., Caldera, D. L., Nussbaum, S. R., et al.: Multifactorial index of cardiac risk in noncardiac surgical procedures. N. Engl. J. Med. *297*, 845 (1977).

Goldstein, A., Keats, A. S.: The risk of anesthesia. Anesthesiology *33*, 130 (1970).

Goldstein, R. E., Stinson, E. B., Scherer, J. L., Seningen, R. P., Grehl, T. M., Epstein, St. E.: Intraoperative coronary collateral function in patients with coronary occlusive disease. Nitroglycerin responsiveness and angiographic correlations. Circulation *49*, 298 (1974).

Goodyer, A. V. N.: Left ventricular function and tissue hypoxia in irreversible hemorrhagic and endotoxin shock. Amer. J. Physiol. *212*, 444 (1967).

Gould, L., Reddy, C. V. R., Weinstein, T., Gomprecht, R. T.: Antiarrhythmic prophylaxis with phentolamine in acute myocardial infarction. J. clin. Pharmacol. *15*, 191 (1975).

Green, K. G.: Improvement in prognosis of myocardial infarction by long-term β-adrenoreceptor blockade using practolol. Brit. med. J. *III*, 735 (1975).

Greenblatt, D. J., Koch-Weser, J.: Adverse reactions to propranolol in hospitalized medical patients. A report from the Boston Collaborative Drug Surveillance Program. Amer. Heart J. *86*, 478 (1973).

Gregg, D. E.: Coronary circulation in health and disease. Philadelphia: Lea and Febiger. 1950.

Gross, G. J., Winbury, M. M.: Beta adrenergic blockade on intramyocardial distribution of coronary blood flow. J. Pharmacol. exp. Ther. *187*, 451 (1973).

Groves, A. C., Griffiths, J., Leung, F., Meek, R. N.: Plasma catecholamines in patients with serious postoperative infections. Ann. Surg. *178*, 102 (1973).

Guiha, N. H., Cohn, J. N., Mikulic, E., Franciosa, J. A., Limas, C. J.: Treatment of refractory heart failure with infusion of nitroprusside. N. Engl. J. Med. *291*, 587 (1974).

Hackel, D. B., Goodale, W. T.: Effects of hemorrhagic shock on the heart and circulation of intact dogs. Circulation *11*, 628 (1955).

Hackel, D. B., Ratliff, N. B., Mikat, E.: The heart in shock. Circ. Res. *35*, 805 (1974).

Haft, J. I., Fani, K.: Stress and the induction of intravascular platelet aggregation in the heart. Circulation *48*, 164 (1973).

Hall, R. C., Hodge, R. L.: Changes in catecholamine and angiotensin levels in the rat and dog during hemorrhage. Amer. J. Physiol. *221*, 1305 (1971).

Hammond, W. G., Aronow, L., Moore, F. D.: Plasma concentrations of epinephrine and norepinephrine in anaesthesia, trauma and surgery as measured by a modification of the method of Weil-Malherbe and Bone. Ann. Surg. *144*, 715 (1956).

Hardarson, T., Henning, H., O'Rourke, R. A.: Prolonged salutary effects of isosorbide dinitrate and nitroglycerin ointment on regional left ventricular function. Amer. J. Cardiol. *40*, 90 (1977).

Hardaway, R. M.: Disseminated intravascular coagulation in shock. Thromb. Diath. Haem. Suppl. *36*, 159 (1969).

Hasselbach, W.: Kontraktile Strukturen des Herzmuskels und Kontraktionssystems. Verh. dtsch. Ges. Kreisl. Forsch. *27*, 114 (1961).

Hauge, A., Øye, I.: Effect of adrenaline and adrenergic blocking agents on the basal oxygen consumption of the perfused rat heart. Nature *193*, 998 (1966).

Haugen, H. N., Brinck-Johnsen, T.: The adrenal response to surgical trauma. Acta chir. scand. Suppl. *357*, 100 (1966).

Hedges, R. N., jr., Schmidtke, W., Leslie, R. E.: A possible application of vasodilatators in acute coronary occlusion. Angiology *12*, 249 (1961).

Herman, M. V., Elliott, W. C., Gorlin, R.: An electrocardiographic, anatomic and metabolic study of zonal myocardial ischemia in coronary heart disease. Circulation *35*, 834 (1967a).

Herman, M. V., Heinle, R. A., Klein, M. D., Gorlin, R.: Localized disorders in myocardial contraction. Asynergy and its role in congestive heart failure. N. Engl. J. Med. *277*, 222 (1967b).

Hermreck, A. S., Thal, A. P.: Mechanisms for the high circulatory requirements in sepsis and septic shock. Ann. Surg. *170*, 677 (1969).

Hess, M. L., Briggs, F. N., Shinebourne, E., Hamer, J.: Effect of adrenergic blocking agents on the calcium pump of the fragmented cardiac sarcoplasmatic reticulum. Nature (London) *220*, 79 (1968).

Hillis, W. S., Taylor, K. M., Conely, J., Lawrie, T. D. V., Hutton, I.: Protection of the ischemic myocardium by propranolol. In: VIIth Europ. Congr. Cardiol., Amsterdam, 1976, Abstr. Book I, S. 56.

Hinkle, L. E., jr., Carver, S. T., Stevens, M.: The frequency of asymptomatic disturbances of cardiac rhythm and conduction in middle-aged man. Amer. J. Cardiol. *24*, 629 (1969).

Hiott, D. W.: Ultrastructural changes in heart muscle after hemorrhagic shock and isoproterenol infusion. Arch. int. Pharmacodyn. *180*, 206 (1969).

Hitzenberger, G. (Hrsg.): Betablocker in der Hypertonie-Behandlung. München-Wien-Baltimore: Urban & Schwarzenberg. 1976.

Höfer, R., Keminger, K., Kraupp, O., Seidl, H., Steinbereithner, K.: Zur prä- und postoperativen Behandlung schwerer Hyperthyreosen mit Propranolol. In: Beta-Rezeptorenblockade in Klinik und Experiment, S. 371. Wien: Brüder Hollinek. 1968.

Holczabek, W.: Über das histologische Bild der ischämischen Schädigung des Herzfleisches bei Anwendung der Weinsteinsäure-Kresylechtviolett-Einschlußfärbung. Beitr. gerichtl. Med. *27*, 275 (1970).

Ikeogu, M. O.: Das Verhalten des Herzrhythmus während genereller Anästhesie unter besonderer Berücksichtigung von Digitalis. Anaesthesiol. Wiederbeleb. *77*, 18 (1973).

Inter-Society Commission for Heart Disease Resources. Atherosclerosis Study Group and Epidemiology Study Group: Primary prevention of the atherosclerotic diseases. Circulation *42*, A55 (1970).

Jennings, B. B., Sommers, H. M., Smyth, G. A., Flack, H. A., Linn, H.: Myocardial necrosis induced by temporary occlusion of a coronary artery in the dog. Arch. Path. (Chicago) *70*, 68 (1960).

Jewitt, D. E., Burgess, P. A., Shillingford, J. P.: The circulatory effects of practolol (ICI 50 172) in patients with acute myocardial infarction. Cardiovasc. Res. *4*, 188 (1970).

Jéwitt, D. E., Mercer, C. J., Shillingford, J. P.: Practolol in the treatment of cardiac dysrhythmias due to acute myocardial infarction. Lancet *II*, 227 (1969).

Johnstone, M.: Reflections on beta-adrenergic blockade in anaesthetics. Brit. J. Anaesth. *42*, 262 (1970).

Jones, E. L., Kaplan, J. A., Dorney, E. R., King, S. B. III, Douglas, J. S., Hatcher, Ch. R., jr.: Propranolol therapy in patients undergoing myocardial revascularization. Amer. J. Cardiol. *38*, 696 (1976).

Katz, A. M.: Congestive heart failure. Role of altered myocardial cellular control. N. Engl. J. Med. *293*, 1184 (1974).

Katz, R. L., Bigger, J. T., jr.: Cardiac arrhythmias during anesthesia and operation. Anesthesiology *33*, 193 (1970).

Katz, R. L., Epstein, R. A.: The interaction of anesthetic agents and adrenergic drugs to produce cardiac arrhythmias. Anesthesiology *29*, 763 (1968).

Kittle, C. F., Dye, W. S., Gerbode, F., Glenn, W. W. L., Julian, O. C., Morrow, A. G., Sabiston, D. C., jr., Weinberg, M.: Factors influencing risk in cardiac surgical patients: Cooperative study. Circulation *39* und *40*, Suppl. I, 169 (1969).

Kjekshus, J. K., Sobel, B. E.: Depressed myocardial creatine phosphokinase activity following experimental myocardial infarction. Circ. Res. *27*, 403 (1970).

Klaus, A. P., Zaret, B. L., Pitt, B. L., Ross, R. S.: Comparative evaluation of sublingual long-acting nitrates. Circulation *48*, 519 (1973).

Klensch, H., Gött, U.: Liquor-Adrenalin and -Noradrenalin im Operationsstreß. Klin. Wschr. *48*, 853 (1970).

Kliks, B. R., Burgess, M. J., Abildskov, J. R.: Influence of sympathetic tone on ventricular fibrillation threshold during experimental coronary occlusion. Amer. J. Cardiol. *36*, 45 (1975).

Knapp, R. B., Topkins, M. J., Artusio, J. F., jr.: The cerebrovascular accident and coronary occlusion in anesthesia. J. amer. med. Ass. *182*, 332 (1962).

Kohn, P., Kühn, P.: Internistische Aufgaben in der operativen Medizin: Herz und Kreislauf. Kongreßbericht der 11. Tagung der Österr. Gesellschaft für Chirurgie (Fuchsig, P., Schima, E., Hrsg.), S. 9. Verlag der Wiener medizinischen Akademie. 1971.

Kohn, P., Zekert, F., Vormittag, E., Grabner, H.: Risks of operation in patients over 80. Geriatrics *28*, 100 (1973).

Kopriva, C. J., Brown, A. C. D., Pappas, G.: Hemodynamics during general anesthesia in patients receiving propranolol. Anesthesiology *48*, 28 (1978).

Kovick, R. B., Tillisch, J. H., Berens, St. C., Bramovitz, A. D., Shine, K. I.: Vasodilator therapy for chronic ventricular failure. Circulation *53*, 322 (1975).

Kramer, P., Horenkamp, J., Willms, B., Scheler, F.: Das Kumulationsverhalten verschiedener Herzglykoside bei Anurie. Dtsch. med. Wschr. *95*, 444 (1970).

Lahrtz, H., Reinhold, H. M., van Zwieten, P. A.: Serum-Konzentration und Ausscheidung von ^{3}H-Digitoxin beim Menschen unter normalen und pathologischen Bedingungen. Klin. Wschr. *47*, 695 (1969).

Lambert, D. M. D.: Long-term survival on beta-receptor blocking drugs in general practice – a three year prospective study. In: Hypertension – its nature and treatment, Int. Symp. Malta, 1974 (Burley, B. M., et al., Hrsg.), S. 283. Horsham, England: CIBA. 1975.

Lands, A. M., Arnold, A., McAuliff, J. P., Luduena, F. P., Brown, T. G., jr.: Differentiation of receptor systems activated by sympathicomimetic amines. Nature *214*, 597 (1967).

Lee, J. C., Downing, S. E.: Critical oxygen tension and left ventricular performance during shock. Amer. J. Physiol. *226* (1), 9 (1974).

Lee, K. T., O'Neal, R. M.: Myocardial infarction associated with surgical operations. Arch. Surg. (Chicago) *72*, 622 (1956).

Lefer, A. M.: Role of a myocardial depressant factor in the pathogenesis of circulatory shock. Feder. Proc. *29*, 1836 (1970).

Lehr, D.: Tissue electrolyte alteration in disseminated myocardial necrosis. Ann. N. Y. Acad. Sci. *156*, 344 (1969).

Leinbach, R. C., Gold, H. K., Buckley, M. J., Austen, G. W., Sanders, C. A.: Reduction of myocardial injury during acute infarction by early application of intraaortic balloon pumping and propranolol. Circulation *48* (Suppl. IV), IV-100 (1973).

Lemberg, L., Castellanos, A., Arcebal, A. G.: The use of propranolol in arrhythmias complicating acute myocardial infarction. Amer. Heart J. *80*, 479 (1970).

Leutner, R.: Kontinuierlicher Anstieg der Lebenserwartung. Bericht über die Todesursachen in den letzten Jahren. Ärztl. Praxis *26*, 439 (1974).

Levine, S.: Acute cardiac upsets, occurring during or following surgical operations. J. amer. med. Ass. *75*, 795 (1920).

Levitt, B., Cagin, N., Kleid, J., Somberg, J., Gillis, R.: Role of the nervous system in the genesis of cardiac rhythm disorders. Amer. J. Cardiol. *37*, 1111 (1976). (Editorial.)

Lewin, I., Lerner, A. G., Green, S. H., Del Guercio, L. R. M., Siegel, J. H.: Physical class and physiologic status in the prediction of operative mortality in the aged sick. Ann. Surg. *174*, 217 (1971).

Libby, P., Maroko, P. R., Covell, J. W., Malloch, C. I., Ross, J., jr., Braunwald, E.: The effects of practolol on the extent of myocardial ischemic injury following experimental coronary occlusion and its effects on ventricular function in the normal and ischemic heart. Cardiovasc. Res. *7*, 167 (1973).

Likoff, W.: Cardiac arrhythmias complicating surgery (Editorial). Amer. J. Cardiol. *3*, 427 (1959).

Linzbach, A. J.: Herzhypertrophie und kritisches Herzgewicht. Virchows Arch. path. Anat. *314*, 534 (1947).

Linzbach, A. J.: Funktionelle Morphologie der chronischen Herzinsuffizienz. Verh. dtsch. Ges. Path. *51*, 124 (1967).

Loop, F. D., Berrettoni, J. N., Pichard, A., Siegel, W., Razavi, M., Effler, D. B.: Selection of the candidate for myocardial revascularisation. J. thorac. cardiovasc. Surg. *69*, 40 (1975).

Lorkovic, H.: Influence of changes in pH on the mechanical activity of cardiac muscle. Circ. Res. *19*, 711 (1966).

Löwenstein, E.: Anästhesiologische Überlegungen bei Patienten mit koronarer Herzkrankheit. Anaesthesist *25*, 555 (1976).

Lown, B., Verrier, R. L.: Neural activity and ventricular fibrillation. N. Engl. J. Med. *294*, 1165 (1976).

Lutz, H., Klose, P., Peter, K.: Untersuchungen zum Risiko der Allgemeinanästhesie unter operativen Bedingungen. Dtsch. med. Wschr. *97*, 1816 (1972).

Lydtin, H.: β-Rezeptorenblocker. Ergebnisse Inn. Med. *30*, 95 (1970).

MacGregor, D. C., Wilson, G. J., Tanaka, S., et al.: Ischemic contracture of the left ventricle. J. Thorac. Cardiovasc. Surg. *70*, 945 (1975).

Machtens, E., Tetsch, P.: Vergleichende Kreislaufuntersuchungen bei Gabe einer injizierbaren Kombination eines Lokalanaesthetikums mit einem beta-Rezeptorenblocker. Dtsch. zahnärztl. Zschr. *24*, 369 (1969).

Majid, D. A., Sharma, B., Taylor, S. H.: Phentolamine for vasodilator treatment of severe heart failure. Lancet *II*, 719 (1971).

Margolis, J. R., Kannel, W. B., Feinleib, M., Dawber, Th. R., McNamara, P. M.: Clinical features of unrecognized myocardial infarction – silent and symptomatic. Eighteen year follow-up. The Framingham Study. Amer. J. Cardiol. *32*, 1 (1973).

Maroko, P. R., Braunwald, E.: Modification of myocardial infarction size after coronary occlusion (Review). Ann. intern. Med. *79*, 720 (1973).

Maroko, P. R., Kjekshus, J. K., Sobel, B. E., Watanabe, T., Covell, J. W., Ross, J., jr., Braunwald, E.: Factors influencing infarct size following experimental coronary artery occlusions. Circulation *43*, 67 (1971).

Maroko, P. R., Libby, P., Covell, J. W., Sobel, B. E., Ross, J., jr., Braunwald, E.: Precordial ST-segment elevation mapping: an atraumatic method for assessing alterations in the extent of myocardial ischemic injury. The effects of pharmacologic and hemodynamic interventions. Amer. J. Cardiol. *29*, 223 (1972).

Martin, A. M., jr., Hackel, D. B.: The myocardium of the dog in hemorrhagic shock: A histochemical study. Lab. Invest. *12*, 77 (1963).

Martin, A. M., jr., Hackel, D. B., Entmann, M. L., Capp, M. P., Spach, M. S.: Mechanisms in the development of myocardial lesions in hemorrhagic shock. Ann. N. Y. Acad. Sci. *156*, 79 (1969).

Martin, A. M., Hackel, D. B., Kurtz, S. M.: Ultrastructure of zonal lesions of the myocardium in hemorrhagic shock. Amer. J. Pathol. *44*, 127 (1964).

Mason, D. T., Braunwald, E.: The effects of nitroglycerin and amylnitrite on arteriolar and venous tone in the human forearm. Circulation *32*, 755 (1965).

Matloff, J. M., Wolfson, St., Gorlin, R., Harken, D. E.: Treatment of post-cardiac surgical tachycardias with propranolol. Circulation *37* und *38* (Suppl. II), 133 (1968).

Mauney, F. M., Ebert, P. A., Sabiston, D. C., jr.: Postoperative myocardial infarction. A study of predisposing factors, diagnosis and mortality in a high risk group of surgical patients. Ann. Surg. *172*, 497 (1970).

May, A. G., De Weese, J. A., Rob, C. G.: Hemodynamic effects of arterial stenosis. Surgery *53*, 518 (1963).

McClish, A., Andrew, D., Moisan, A., Morin, Y.: Intravenous propranolol for cardiac disturbances in relation to halothane anaesthesia for cardiovascular surgery. Canad. med. Ass. J. *99*, 388 (1970).

McKee, P. A., Castelli, W. P., McNamara, P. M., Kannel, W. B.: The natural history of congestive heart failure: The Framingham Study. N. Engl. J. Med. *285*, 1441 (1971).

McNaughton, P. A., Noble, D.: The role of intracellular calcium ion concentration in mediating the adrenaline induced acceleration of the cardiac pacemaker potential. J. Physiol. *234*, 53 P (1973).

McNeill, R. S., Ingram, C. G.: Effect of propranolol on ventilatory function. Amer. J. Cardiol. *18*, 473 (1966).

Meerson, F. S.: Hyperfunktion, Hypertrophie und Insuffizienz des Herzens. Berlin: VEB Volk und Gesundheit. 1969.

Meesmann, M., Stephan, K., Schley, G., Gülker, H.: Zur Problematik einer Differentialtherapie der Arrhythmien beim akuten Herzinfarkt. Dtsch. med. Wschr. *100*, 954 (1975).

Merskey, C.: Defibrination syndrome. In: Human blood coagulation. Haemostasis and thrombosis (Biggs, R., Hrsg.), S. 492. Oxford: Blackwell. 1976.

Meyer, J.: Zur Frage der Digitalisanwendung vor, während und nach Operation. Anaesthesist *19*, 365 (1970).

Mihalick, M. J., Rasmussen, S., Knoebel, S. B.: The effect of nitroglycerin on premature ventricular complexes in acute myocardial infarction. Amer. J. Cardiol. *33*, 157 (1974).

Miller, R. R., Awan, N. A., Joye, J. A., Maxwell, K. S., De Maria, A. N., Amsterdam, E. A., Mason, D. T.: Combined dopamine and nitroprusside therapy in congestive heart failure: Greater augmentation of cardiac performance by addition of inotropic stimulation to afterload reduction. Circulation *55*, 881 (1977a).

Miller, R. R., Awan, N. A., Maxwell, K. S., Mason, D. T.: Sustained reduction of cardiac impedance and preload in congestive heart failure with the antihypertensive vasodilator prazosin. N. Engl. J. Med. *297*, 303 (1977b).

Miller, R. R., Olson, H. G., Amsterdam, E. A., Mason, D. T.: Propranolol withdrawal rebound phenomenon. Exacerbation of coronary events after abrupt cessation of antiangial therapy. N. Engl. J. Med. *293*, 416 (1975).

Moore, F. D.: Metabolic response to surgery. In: Manual of preoperative and postoperative care (Randall, H. T., Hardy, J. D., Moore, F. D., Hrsg.), S. 52. Philadelphia-London: Saunders. 1967.

Moran, J. M., Mulet, J., Caralps, J. M., Pifarré, R.: Coronary revascularization in patients receiving propranolol. Circulation *50*, II 116 (1974).

Moyer, C. A., Key, J. A.: Estimation of operative risk in 1955. J. amer. med. Ass. *853* (1956).

Moyer, J. H.: Panel discussion. Amer. J. Cardiol. *12*, 363 (1963).

Müller, H. S., Ayres, St. M., Religa, A., Evans, R. G.: Propranolol in the treatment of acute myocardial infarction. Effect on myocardial oxygenation and hemodynamics. Circulation *49*, 1078 (1974).

Ngai, S. H., Mark, L. C., Papper, E. M.: Pharmacologic and physiologic aspects of anesthesiology. N. Engl. J. Med. *282*, 541 (1970).

Norris, R. M., Brandt, P. W. T., Caughey, D. E., Lee, A. J., Scott, P. J.: A new coronary prognostic index. Lancet *I*, 274 (1969).

Norris, R. M., Caughey, D. E., Deeming, L. W., Mercer, D. E., Scott, P. J.: Coronary prognostic index for predicting survival after recovery from acute myocardial infarction. Lancet *II*, 485 (1970).

Olson, R. E., Barnhorst, D. A.: The control of energy production and utilization in cardiac muscle. In: Recent advances in studies on cardiac structure and metabolism, Vol. 3: Myocardial metabolism (Dhalla, N. S., Hrsg.), S. 11. München-Berlin-Wien: Urban & Schwarzenberg. 1974.

Page, D. L., Caulfield, J. B., Kastor, J. A., De Sanctis, R. W., Sanders, Ch. A.: Myocardial changes associated with cardiogenic shock. N. Engl. J. Med. *285*, 133 (1971).

Parsons, V., Jewitt, D.: Betaadrenergic blockade in the management of acute thyrotoxic crisis. Postgrad. med. J. *43*, 756 (1967).

Pelides, L. J., Reid, D. W., Thomas, M., Shillingford, J. P.: Inhibition by beta-blockade of the ST segment elevation after acute myocardial infarction in man. Cardiovasc. Res. *6*, 295 (1972).

Pitt, B., Craven, P.: Effect of propranolol on regional myocardial blood flow in acute ischemia. Cardiovasc. Res. *4*, 176 (1970).

Poche, R.: Über die Bedeutung der Blutkapillaren für die herdförmige Anordnung der sogenannten hypoxischen Herzmuskelveränderungen. Verh. dtsch. Ges. Path. *49*, 219 (1965).

Poche, R.: Die kleinherdige hypoxidotische Herzmuskelnekrose. Dtsch. med. Wschr. *94*, 1851 (1969).

Poche, R.: Über die kleinherdige, hypoxidotische Herzmuskelnekrose und ihre Pathogenese. In: Forum Cardiologicum 13, S. 27. Mannheim: Böhringer. 1970.

Powell, C. E., Slater, I. H.: Blocking of inhibitory adrenergic receptors by a dichloro-analogue of isoproterenol. J. Pharmacol. exp. Ther. *122*, 480 (1958).

Powers, J. H.: Coexisting debilitating and degenerative diseases: Preoperative investigation and management of elderly patients. In: Surgery of the aged and debilitated patient (Powers, J. H., Hrsg.), S. 205. Philadelphia-London: Saunders. 1968.

Prichard, B. N. C.: Hypotensive action of pronethalol. Brit. Med. J. *I*, 1227 (1964).

Prys-Roberts, C., Foex, P., Biro, G. P., Roberts, J. G.: Studies of anaesthesia in relation to hypertension V. Adrenergic betareceptor blockade. Brit. J. Anaesth. *45*, 671 (1973).

Prys-Roberts, C., Roberts, J. G., Foex, P., Clarke, Th. N. S., Bennett, M. J., Ryder, W. A.: Interaction of anesthesia, beta-receptor blockade, and blood loss in dogs with induced myocardial infarction. Anesthesiology *45*, 326 (1976).

Raab, W.: Key position of catecholamines in functional and degenerative cardiovascular pathology. Amer. J. Cardiol. *5*, 571 (1960).

Ratliff, N. B., Hackel, D. B., Mikat, E.: The effect of hyperbaric oxygen on the myocardial lesions of hemorrhagic shock in dogs. Amer. J. Path. *51*, 341 (1967).

Rau, G.: Herz- und Kreislaufmittel. Chirurg. *39*, 211 (1968).

Regan, T. J., Effros, R. M., Haider, B., Oldewurtel, H. A., Ettinger, Ph. O., Sultan-Ahmed, S.: Myocardial ischemia and cell acidosis: Modification by alkali and the effects on ventricular function and cation composition. Amer. J. Cardiol. *37*, 501 (1976).

Regan, T. J., La Force, F. M., Teres, D., Block, J., Hellems, H. K.: Contribution of left ventricle and small bowel in irreversible hemorrhagic shock. Amer. J. Physiol. *208*, 938 (1965).

Reid, D. S., Pelides, L. J., Shillingford, J. P.: Surface mapping of R ST-segment in acute myocardial infarction. Brit. Heart J. *33*, 370 (1971).

Reid, P., Flaherty, J., Taylor, D., Kelly, D., Weisfeldt, M., Pitt, B.: Effect of nitroglycerin on ST-segments in acute myocardial infarction. Circulation *48*, Suppl. IV, 207 (1973).

Reimer, K. A., Rasmussen, M. M., Jennings, R. B.: Reduction by propranolol of myocardial necrosis following temporary coronary artery occlusion. Circ. Res. *33*, 353 (1973).

Reimer, K. A., Rasmussen, M. M., Jennings, R. B.: On the nature of protection by propranolol against myocardial necrosis after temporary coronary occlusion in dogs. Amer. J. Cardiol. *37*, 520 (1976).

Reinikainen, M., Pontinen, P.: On cardiac arrhythmias during anesthesia and surgery. Acta med. scand. *180*, 457 (1966).

Reul, G. J., jr., Romagnoli, A., Sandiford, F. M., Wukasch, D. C., Cooley, D. A., Norman, J. C.: The protective effect of propranolol on the hypertrophied heart during cardiopulmonary bypass. Amer. J. Cardiol. *33*, 164 (1974).

Robison, G. A., Butcher, R. W., Sutherland, E. W.: Adenylcyclase as an adrenergic receptor. Ann. N. Y. Acad. Sci. *139*, 703 (1967).

Rocamara, J. M., Downing, S. E.: Preservation of ventricular function by adrenergic influences during metabolic acidosis in the cat. Circ. Res. *24*, 373 (1969).

Rona, G., Chappel, C. I., Balasz, T., Gaudry, R.: An infarct-like myocardial lesion and other toxic manifestations produced by isoproterenol in the rat. Am. Arch. Pathol. *67*, 443 (1959).

Rosen, M. R., Wit, A. L., Hoffman, B. F.: Electrophysiology and pharmacology of cardiac arrhythmias IV. Cardiac antiarrhythmic and toxic effects of digitalis. Amer. Heart J. *89*, 391 (1975).

Russek, H. I.: The therapeutic role of coronary vasodilators: Glyceryl trinitrate, isosorbide dinitrate and pentaerythritol tetranitrate. Amer. J. med. Sci. *252*, 43 (1966).

Russek, H. I.: Propranolol and isosorbid dinitrate synergism in angina pectoris. Amer. J. Cardiol. *21*, 44 (1968).

Russek, H. I.: Prognosis in angina pectoris with optimal medical therapy. In: New horizons in cardiovascular practice (Russek, H. I., Hrsg.), S. 151. Baltimore-London-Tokyo: University Park Press. 1975.

Ryan, M., Lown, B., Horn, H.: Comparison of ventricular ectopic activity during 24-hour monitoring and exercise testing in patients with coronary heart disease. N. Engl. J. Med. *292*, 224 (1975).

Saameli, K.: Die pharmakologische Charakterisierung β-sympathikolytischer Substanzen. In: Die therapeutische Anwendung β-sympathikolytischer Stoffe (Dengler, H. J., Hrsg.). Stuttgart-New York: F. K. Schattauer. 1972.

Sakurada, A., Voss, D. O., Brandoo, D., Campello, A. P.: Effects of propranolol on heart muscle mitochondria. Biochem. Pharmacol. *21*, 535 (1972).

Schettler, G.: Risikofaktoren beim Herzinfarkt. Dtsch. med. Wschr. *97*, 533 (1972).

Schlesinger, M. J., Reiner, L.: Focal myocytololysis of the heart. Amer. J. Path. *31*, 443 (1955).

Schrumpf, J. D., Sheps, D. S., Wolfson, St., Aronson, A. L., Cohen, L. S.: Altered hemoglobin-oxygen affinity with long-term propranolol therapy in patients with coronary artery disease. Amer. J. Cardiol. *40*, 76 (1977).

Schwandt, P.: Die koronaren Risiken. Nürnberg: Sandoz AG. 1975.

Shand, D. G.: Propranolol. N. Engl. J. Med. *293*, 280 (1975).

Schulte-Steinberg, O.: Komplikationen während und nach der Anästhesie bei präoperativer Digitalisierung. (Zur Problematik der Digitalismedikation.) Anaesthesiol. Wiederbeleb. *77*, 10 (1973).

Shell, W. E., Kjekshus, J. K., Sobel, B. E.: Quantitative assessment of the extent of myocardial infarction in the conscious dog by means of analysis of serial changes in serum creatine phosphokinase activity. J. clin. Invest. *50*, 2614 (1971).

Sherber, D. A., Gelb, I. J.: The clinical pharmacology of isosorbide dinitrate: A unique, new nitrated polyalcohol. Angiology *12*, 244 (1961).

Shine, K. I., Kastor, J. A., Yurchak, P. M.: Multifocal atrial tachycardia. N. Engl. J. Med. *279*, 344 (1968).

Siegel, H. W., Downing, S. E.: Contributions of coronary perfusion pressure, metabolic acidosis and adrenergic factors to the reduction of myocardial contractility during hemorrhagic shock in the cat. Circ. Res. *27*, 875 (1970a).

Siegel, H. W., Downing, S. E.: Reduction of left ventricular contractility during acute hemorrhagic shock. Amer. J. Physiol. *218* (3), 772 (1970b).

Siegel, J. H.: General considerations in the surgical management of the aged and high-risk patient. In: The aged and high risk surgical patient, medical, surgical and anesthetic management (Siegel, J. H., Chodoff, P., Hrsg.), S. 1. New York: Grune & Stratton. 1976.

Siegel, J. H., Greenspan, M., Del Guercio, L. R. M.: Abnormal vascular tone, defective oxygen transport and myocardial failure in human septic shock. Ann. Surg. *165*, 504 (1967).

Siegel, S.: Nonparametric statistics for the behavioral sciences. New York: McGraw-Hill. 1956.

Skinner, J. F., Pearce, M. L.: Surgical risk in the cardiac patient. J. chron. Dis. *17*, 57 (1964).

Smith, F. M.: Action of nitrites on coronary circulation. Arch. intern. Med. *28*, 836 (1921).

Sobel, B. E., Bresmahan, G. F., Shell, W. E., Godir, R. D.: Estimation of infarct size and its relation to prognosis. Circulation *46*, 640 (1972).

Sommers, H. M., Jennings, R. B.: Ventricular fibrillation and myocardial necrosis after transient ischemia: Effect of treatment with oxygen, procainamide, reserpine and propranolol. Arch. intern. Med. *129*, 780 (1972).

Stahlgren, L. H.: An analysis of factors which influence mortality in extensive abdominal operations upon geriatric patients. Surg. Gynec. Obstet. *113*, 283 (1961).

Steen, A. P., Tinker, J. H., Tarhan, S.: Myocardial reinfarction after anesthesia and surgery. J. amer. med. Ass. *239*, 2566 (1978).

Stepanek, J., Brunner, H.: Influence of the sympathomimetic activity of oxprenolol on hemodynamics in the anaesthetized dog. Basic Res. Cardiol. *70*, 574 (1975).

Stephen, St. A.: Unwanted effects of propranolol. Amer. J. Cardiol. *18*, 463 (1966).

Stewart, I., McD., D.: Compared incidence of first myocardial infarction in hypertensive patients under treatment containing propranolol or excluding β-receptor blockade. Clin. Sci. *51*, 509s (1976).

Storstein, L.: The influence of renal function on the pharmacokinetics of digitoxin. Symposium on digitalis, Oslo, 1973, S. 158. Oslo: Gyldendal Norsk Forlag. 1973.

Strughold, H.: Hypoxidose. Klin. Wschr. *22*, 221 (1944).

Sutherland, E. W., Robison, G. A.: The role of cyclic-3′,5′-AMP in response to catecholamines and other hormones. Pharmacol. Rev. *18*, 145 (1966).

Swan, H. J. C., Ganz, W., Forrester, J. W., Marcus, H., Diamond, G., Chonette, D.: Catheterisation of the heart in man with the use of a flow-directed balloon-tipped catheter. N. Engl. J. Med. *283*, 447 (1970).

Sweatman, Th., Strauss, G., Selzer, A., Cohn, K. E.: The long acting hemodynamic effects of isosorbide dinitrate. Amer. J. Cardiol. *29*, 475 (1972).

Tarhan, S., Moffitt, E., Taylor, W. F., Giuliani, E. R.: Myocardial infarction after general anesthesia. J. amer. med. Ass. *220*, 1451 (1972).

Taylor, S. H., Gould, L. A. (Hrsg.): Phentolamine in heart failure and other cardiac disorders. Proc. Int. Workshop, London, 1975. Bern-Stuttgart-Wien: Huber. 1976.

Thal, A. P., Brown, E. B., jr., Hermreck, A. S., Bell, H. H.: Schock. A physiologic basis for treatment, S. 213. Chicago: Year Book Medical Publishers, inc. 1971.

Topkins, M. J., Artusio, J. F.: Myocardial infarction and surgery – a 5 year study. Anesth. Analg. Curr. Res. *43*, 716 (1964).

Trautwein, W.: Membrane currents in cardiac muscle fibers. Physiol. Rev. *53*, 793 (1973).

Trautwein, W., Gottstein, U., Dudel, J.: Der Aktionsstrom der Myokardfaser im Sauerstoffmangel. Pflügers Arch. ges. Physiol. *260*, 40 (1954).

Tsien, R. W.: Effect of epinephrine on the pacemaker potential current in cardiac Purkinje fibers. J. Gen. Physiol. *64*, 293 (1974 a).

Tsien, R. W.: Mode of action of chronotropic agents in cardiac Purkinje fibers. J. Gen. Physiol. *64*, 320 (1974 b).

Vacanti, C. J., van Houten, R. J., Hill, R. C.: A statistical analysis of the relationship of physical status to postoperative mortality in 68.388 cases. Anesth. Analg. Curr. Res. *49*, 564 (1970).

Valori, C., Thomas, M., Shillingford, J. P.: Free noradrenaline and adrenaline excretion in relation to clinical syndromes following myocardial infarction. Amer. J. Cardiol. *20*, 605 (1967).

Vetter, N. J., Julian, D. G.: Comparison of arrhythmia computer and conventional monitoring in coronary-care unit. Lancet *I*, 1151 (1975).

Viljoen, J. F., Estafanous, G., Kellner, G. A.: Propranolol and cardiac surgery. J. Thorac. Cardiovasc. Surg. *64*, 826 (1972).

Vormittag, E.: Die Beeinflussung postoperativer kardiovaskulärer Komplikationen durch Betarezeptorenblockade. Wien. klin. Wschr. *86*, 474 (1974).

Vormittag, E.: Risikofaktoren und Pathogenese der postoperativen kardialen Dekompensation. Münch. med. Wschr. *117*, 1929 (1975).

Vormittag, E.: Der kardiale Risikopatient – Anwendungsmöglichkeiten mechanischer Kreislaufunterstützung in der Allgemeinchirurgie. In: Kongreßbericht der Österreichischen Gesellschaft für Chirurgie, 16. Tagung (Navratil, J., Helmer, F., Hrsg.), S. 618. Wien: 1975.

Vormittag, E.: Postoperative Herzrhythmusstörungen. Anaesthesist *27*, 351 (1978).

Vormittag, E., Depastas, G., Keiler, A., Holczabek, W.: Der Einfluß der Betarezeptorenblockade mit Oxprenolol auf die Entstehung fokaler Myokardnekrosen im hypovolämischen Schock des Hundes. Intensivmed. *15*, 125 (1978).

Vormittag, E., Keiler, A.: Die Wirkung von Oxprenolol auf die Herzfunktion im hypovolämischen Schock des Hundes. Arzneimittelforschung (in Druck).

Vormittag, E., Kohn, P., Zekert, F., Grabner, H.: Risikofaktoren des postoperativen Myokardinfarktes. Dtsch. med. Wschr. *100*, 1365 (1975).

Vormittag, E., Kohn, P., Zekert, F., Havelec, L.: Letale postoperative Komplikationen beim kardialen Risikopatienten. Acta chir. Austriaca *5*, 132 (1973).

Vormittag, E., Kohn, P., Zekert, F., Grabner, H.: Prophylaktische Wirkung von Isosorbiddinitrat auf postoperative kardiale Komplikationen. Wien. klin. Wschr. *88*, 360 (1976).

Vormittag, E., Zekert, F., Kohn, P., Grabner, H., Vormittag, D.: Zur medikamentösen Prophylaxe kardiovaskulärer postoperativer Komplikationen. Münch. med. Wschr. *116*, 1553 (1974).

Vowles, K. D. J., Howard, J. M.: Myocardial and cerebral infarctions as post-operative complications. Brit. med. J. *1*, 1096 (1958).

Wagner, G. S., Noe, C. R., Limbird, L. E., Rosati, R. A., Wallace, A. G.: The importance of identification of the myocardial specific isoenzyme of creatine phosphokinase (MB form) in the diagnosis of acute myocardial infarction. Circulation *47*, 263 (1973).

Wagner, O.: Die Arteriosklerose als chirurgische Aufgabe – Therapeutische Erfolgsbeurteilung. Arch. klin. Chir. *339*, 185 (1975).

Walker, W. F., Sherefettin, Z., Reutter, F. W., Shoemaker, W. C., Friend, D., Moore, F. D.: Adrenal medullary secretion in hemorrhagic shock. Amer. J. Physiol. *197*, 773 (1959).

Warren, S. G., Brewer, D. L., Orgain, E. S.: Long-term propranolol therapy for angina pectoris. Amer. J. Cardiol. *37*, 420 (1976).

Watanabe, T., Shintani, F., Fu, L., Fujii, J., Watanabe, H., Kato, K.: Influence of inotropic alteration on the severity of myocardial ischemia after experimental coronary occlusion. Jap. Heart J. *13*, 322 (1972).

Webster, J. S., Moberg, C., Rincon, G.: Natural history of severe proximal coronary artery disease as documented by coronary cineangiography. Amer. J. Cardiol. *33*, 195 (1974).

Weksler, B. B., Gillick, M., Pink, J.: Effect of propranolol on platelet function. Blood *49*, 185 (1977).

Wheat, M. W., Burford, T. H.: Digitalis in surgery: Extension of clinical indications. J. thorac. cardiovasc. Surg. *41*, 162 (1961).

Wiggers, C. J.: Myocardial depression in shock. A survey of cardiodynamic studies. Amer. Heart J. *33*, 633 (1947).

Wilder, R. J., Fishbein, R. H.: Operative experience with patients over 80 years of age. Surg. Gynec. Obstet. *113*, 205 (1961).

Wilhelmsson, C., Vedin, J. A., Wilhelmsen, L., Tibblin, G., Werkö, L.: Reduction of sudden deaths after myocardial infarction by treatment with alprenolol. Preliminary results. Lancet *II*, 1157 (1974).

Williams, D. O., Amsterdam, E. A., Mason, D. T.: Hemodynamic effects of nitroglycerin in acute myocardial infarction: Decrease in ventricular preload at the expense of cardiac output. Circulation *51*, 421 (1975).

Willis, W. H., Russel, R. O., Rackley, Ch. E.: Nitrates and nitrites in the treatment of coronary artery disease. In: Current cardiovascular topics, Vol. I: Drugs in cardiology, part 1 (Donoso, E., Hrsg.), S. 157. Stuttgart: G. Thieme. 1975.

Winchester, J. F.: Drug profile: Trasicor. J. Int. Med. Res. *2*, 448 (1974).

Winsor, T., Kaye, H., Mills, B.: Hemodynamic response of long-acting nitrates. Evidence of gastrointestinal absorption. Chest *62*, 407 (1972).

Wit, A. L., Hoffman, B. F., Rosen, M. R.: Electrophysiology and pharmacology of cardiac arrhythmias IX. Cardiac electrophysiologic effects of betaadrenergic receptor stimulation and blockade. Amer. Heart J. *90*, 521, 665, 795 (1975).

Woodson, R. D., Torrance, J. D., Shappel, S. D., Lenfant, C.: The effect of cardiac disease on hemoglobin-oxygen binding. J. clin. Invest. *49*, 1349 (1970).

World Health Organization Expert Committee: Hypertension and coronary heart disease: Classification and criteria for epidemiological studies. Wld. Hlth. Org. techn. Rep. Ser. *1959*, 168.

Zacherl, H., Benzer, H., Domanig, E., Lepier, W., Navratil, J.: Zur Betreuung koronarchirurgischer Patienten während und nach der Operation. Wien. klin. Wschr. *84*, 577 (1972).

Zetterström, B. E. M., Palmerio, C., Fine, J.: Changes in tissue content of catecholamines in traumatic shock. Acta chir. scand. *128*, 13 (1964).

Zierott, G.: Die Bedeutung der adrenergen Blockade für den haemorrhagischen Schock. (Anaesthesiologie und Wiederbelebung, 52.) (Frey, R., Kern, F., Mayrhofer, O., Hrsg.). Berlin-Heidelberg-New York: Springer. 1971.

Zilcher, H., Glogar, D., Uhlir, H., Leisch, F., Niederberger, M., Steinbach, K.: Hämodynamische Untersuchungen an Hypertonikern unter antihypertensiver Therapie mit Atenolol. Wien. klin. Wschr. *90*, 611 (1978).